妳的各種不適，都源自營養不良

作者
佐藤智春

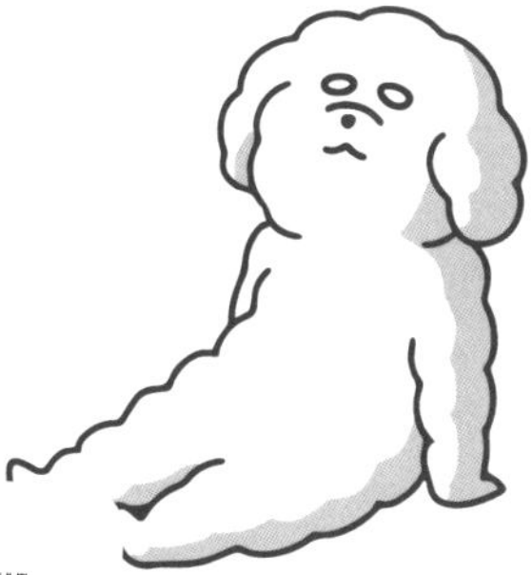

妳的各種不適，都源自營養不良

最近總是懶懶的，累累的，早上爬不起來，
做什麼都沒有幹勁？
不僅如此，
肩頸痠痛一年比一年嚴重，膝蓋跟腰背也愈來愈痛。

唉，雖然很不想承認自己老了……。
卻也不知不覺過了四十歲，
難道歲月真的不饒人嗎？

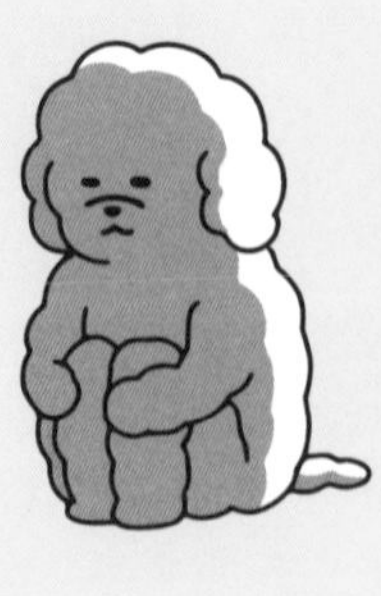

當妳下定決心要做某件事情，卻不能發揮原有的實力，
力不從心真的令人很不甘心。

在這個長命百歲的年代，
四十～五十歲是非常重要的轉折點。

如果妳總是拿「很忙」、「順其自然」當藉口，
小心錯過改善健康的最佳時機！

但也不用太擔心！
別忘了，每個人今天都是最年輕的。
只要從察覺到的地方做起即可！

本書要帶大家認識各種「不適」來源，
提供健康美容管理的「小撇步」，
讓妳無論幾歲都活力充沛！

「衰老」與「不老」的岔路口

以前的妳，
是不是也以為「老」離自己很遠呢？
然而，過了四十歲後，
卻因為身體突然出現各種不適而心急不已……。
要知道，
健康和美容是一天一天累積而成的。
如果妳很後悔沒有早點注意身體健康，
現在就是妳人生的折返點！

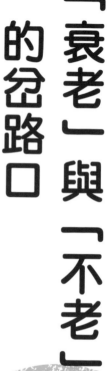

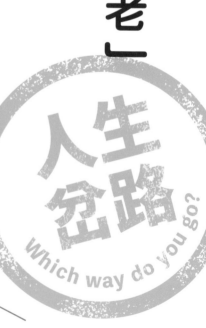

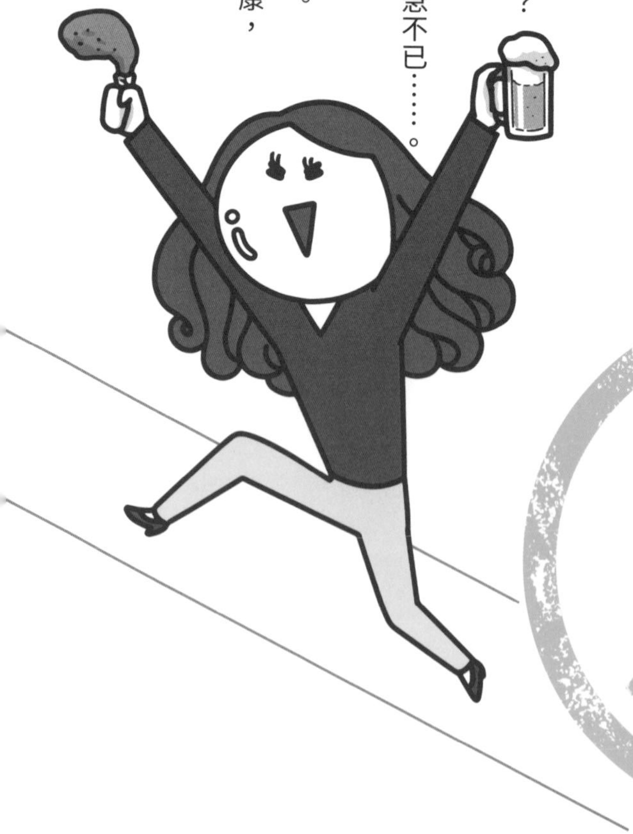

人生岔路
Which way do you go?

妳還來得及選擇！
決定現在要做什麼、
不做什麼，
迎向不一樣的未來！

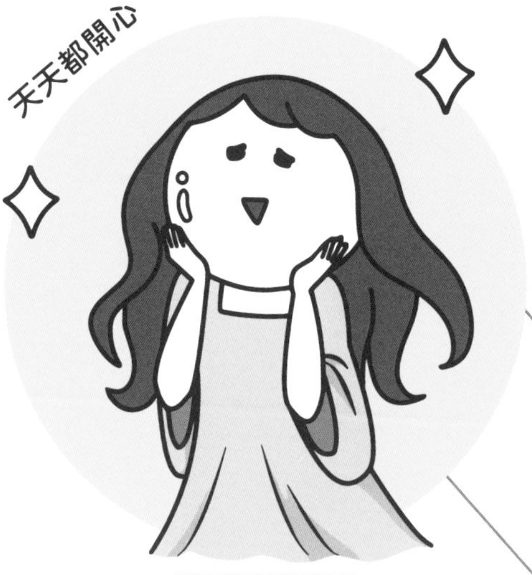

健康美麗姐

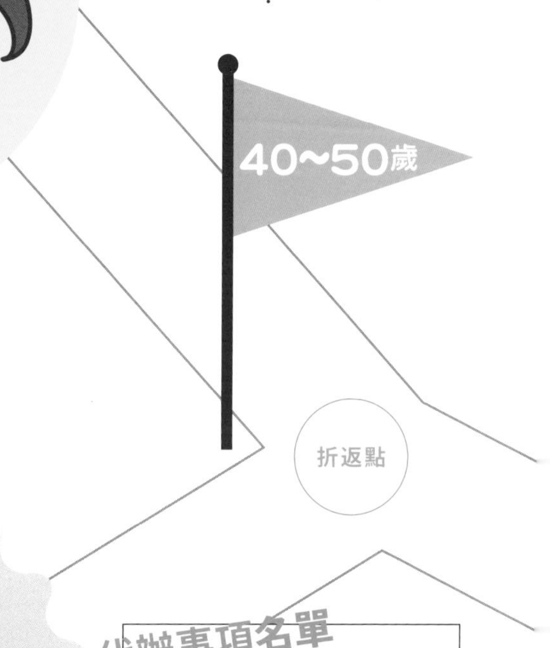

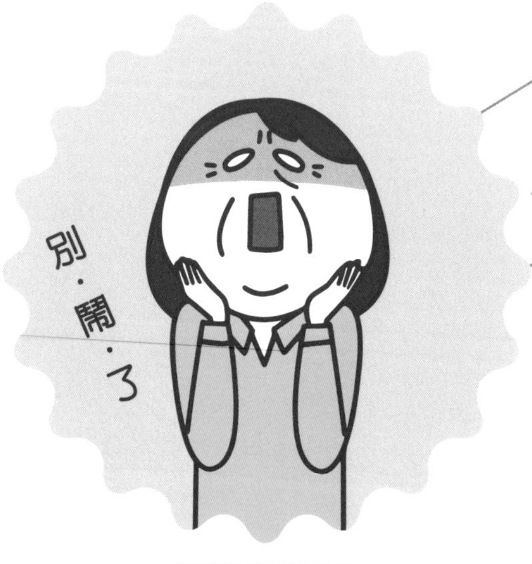

身體微恙姐

代辦事項名單

現在就勇敢嘗試！

- [ ] 做健康檢查
- [ ] 檢測女性荷爾蒙值
- [ ] 重新規劃飲食內容
- [ ] 適度運動
- [ ] 做好紫外線防護

Chapter 1

五花八門女子圖鑑：妳也是這種女生嗎？

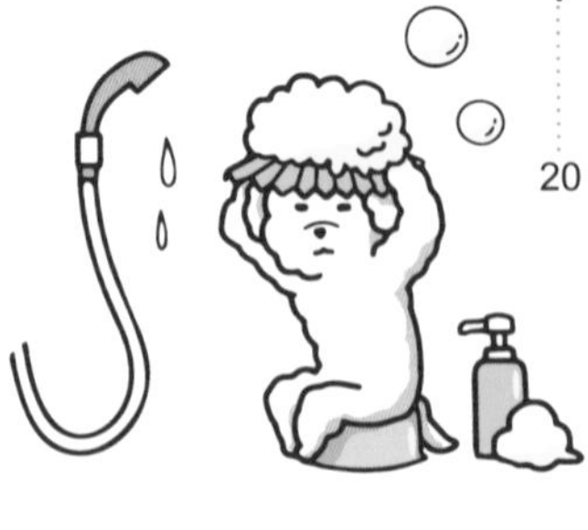

Chapter 2 妳的身體不適是什麼原因造成的？

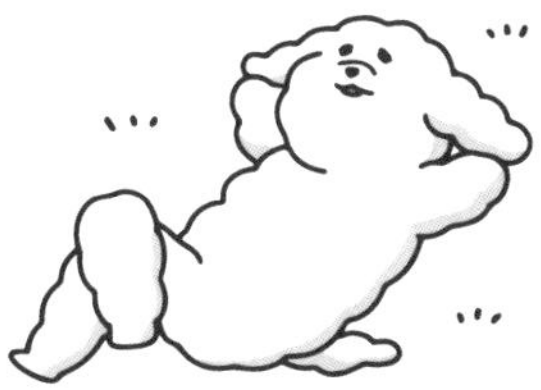

Chapter

3 「老太婆」不是一天造成的

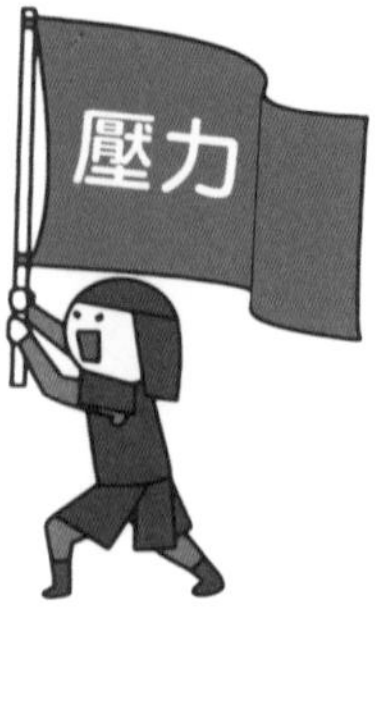

Chapter

4 妳有定期做健康檢查嗎？

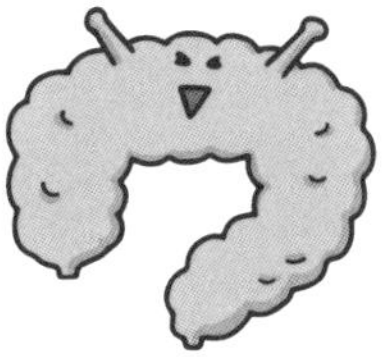

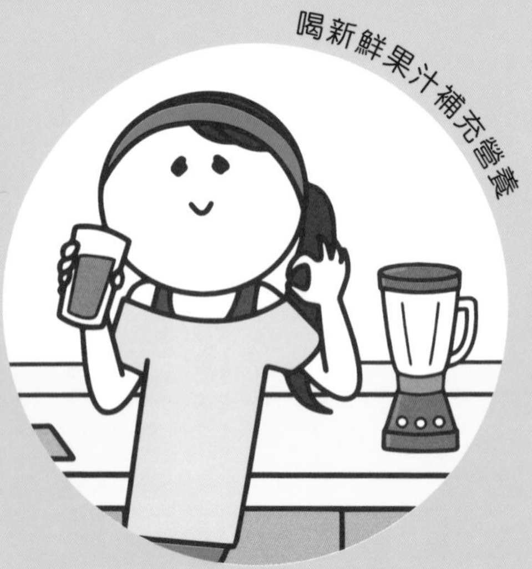
喝新鮮果汁補充營養

喜歡泡半身浴

妳也是這種女生嗎？

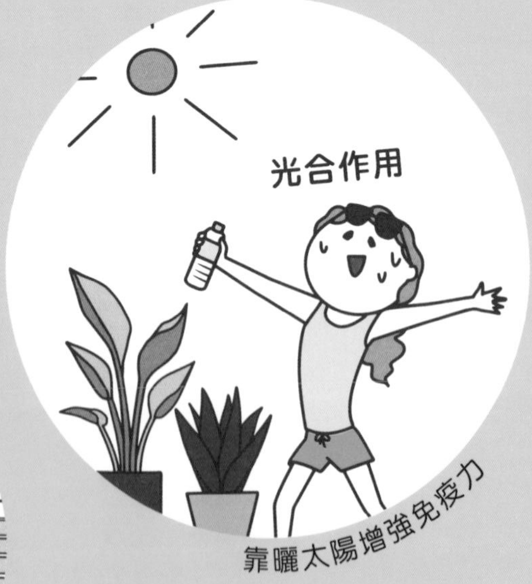
光合作用
靠曬太陽增強免疫力

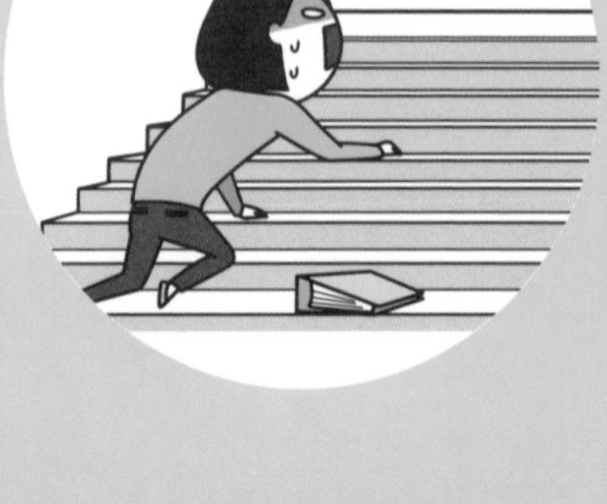
爬樓梯就氣喘吁吁

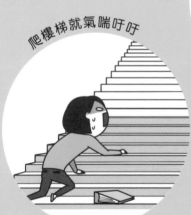

chapter

1

五花八門女子圖鑑：妳也是這種女生嗎？

現今社會充滿各種健康美容資訊，幾乎已到氾濫的地步。
很多妳認為的「好習慣」，其實都只是「想太多」，
沒用就算了，還可能造成反效果。
隨著年紀變大，身體會發生什麼事？
快跟智春老師學習正確觀念，打造活力充沛的健康未來！

吃肉怕胖女

要瘦就不能吃肉？

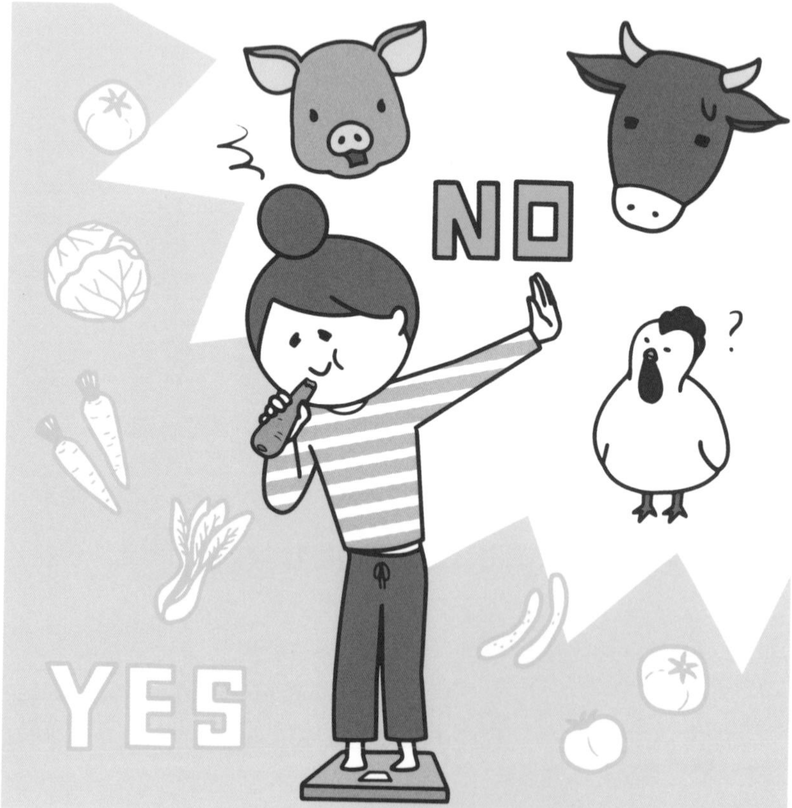

很多女生都說自己喜歡吃蔬菜，千萬別被騙了！其實她們是在減肥⋯⋯。

為什麼我都已經忍住不吃肉了，體重還是只有下滑一咪咪呢？這也太令人沮喪了！

殘念！

減少攝取蛋白質，小心外表顯老、淪為「歐巴桑體型」

快住手啊！別再為了減肥而不吃肉了！肉類含有豐富的蛋白質，蛋白質是構成人體不可或缺的營養素，對肌肉、血液、內臟都非常重要。**蛋白質不足會導致肌肉量減少，基礎代謝降低，讓人變成「難瘦體質」**。

肌肉減少後，比起「變瘦」更接近「萎縮」。蛋白質不足也不利於美容，會導致**皮膚的新陳代謝（再生）變慢，引發皮膚變差、指甲易斷、頭髮失去韌性、容易掉髮**……等情形。就算真靠不吃肉瘦下來，看起來也會比原來蒼老，這都是我們不樂見的結果。

想要瘦得健康、瘦得漂亮，一定要補充蛋白質。除了蛋白質，肉類也富含幫助身體代謝的維他命B群，牛的里肌肉、腿肉等紅肉部位還含有豐富的鐵質。除了肉類，也可以食用魚類、雞蛋，又或是富含植物性蛋白質的大豆產品。

早安果昔女

早上來杯果昔才健康？

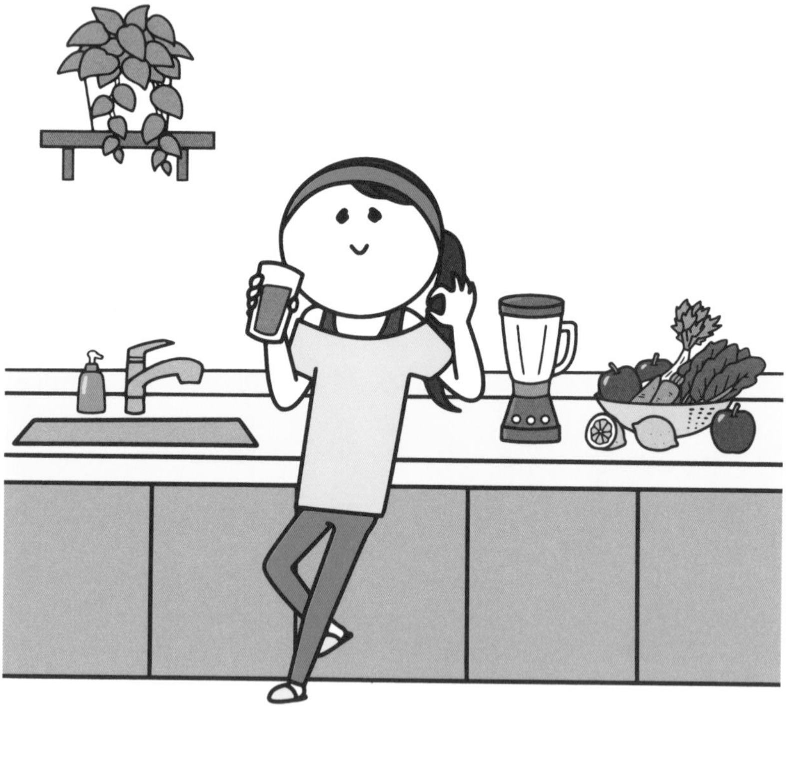

蔬菜和水果是美容聖品，還可以用來拍美照！這麼一來，我就可以加入網美的行列了！只是……上廁所是通暢多了，肚子卻整天嘰哩咕嚕一直叫……

殘念！

吃早餐是為了讓體溫上升，缺乏咀嚼不利健康！

最近很多人早餐都只喝果昔，趕時間時甚至只喝蔬果汁。然而，就營養面而言，這麼做並非全是益處。

早上喝果昔比完全不吃東西好，因為多少可補充能源。但還是有兩個缺點：**①早晨需要蛋白質提升體溫，光攝取蔬菜水果，蛋白質是不夠的。②喝液體不用咀嚼，膳食纖維和醣類在冰冷的狀況下進入腸胃，有時反而會引發不適。**

吃早餐是為了提升體溫、攝取提供身體活動的營養素。建議大家如果要喝飲料，可加入蛋白質打開身體的開關。比方說，在果昔內加入香蕉和雞蛋，打成香蕉奶昔；蔬果汁則加熱打顆蛋做成熱湯（又或是吃水煮蛋），這樣就可以慢慢咀嚼。順帶一提，香蕉和雞蛋內的色胺酸（Tryptophan）可幫助人體合成快樂荷爾蒙——血清素（Serotonin），讓妳一整天都元氣滿滿。

肉鬆垮腹女

令人沮喪的肚肚肉跟蝴蝶袖

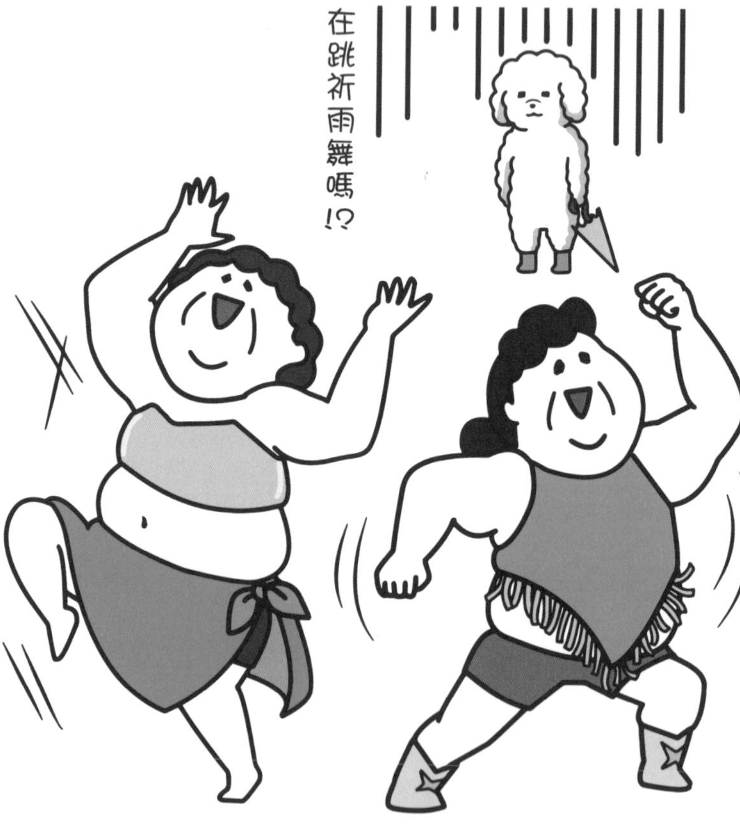

以前跳舞敏捷俐落，現在不僅手臂肉跟著跳，肚肚肉也上下激烈晃動！會露出手臂的衣服只能在家穿給自己看，穿無袖更是大忌！

殘念！

基礎代謝逐年下降，小心醣類攝取過量！

以前怎麼吃都吃不胖的女生，只要年過四十五，肚子肉就會「溢出」褲頭。停經後，還得面對令人更沮喪的事實，因為這些「肉肉」沒有最鬆只有更鬆。尤其喜歡吃麵包、白飯、甜點、水果這類醣類食物的人更要小心，因為妳比別人更容易成為「肉鬆女」。

很多人感到百思不解，為什麼食量明明跟以前差不多，身材卻一年比一年胖呢？這是因為，**基礎代謝會隨著年齡增長而下降，就算食量維持不變，熱量也無法全部用完**。最近研究發現，當細胞中的鎂（Mg）減少時，肌肉會變得鬆弛，讓人變成「小腹婆」。

進入更年期後，體內的女性荷爾蒙會減少，降低鈣（Ca）和鎂的吸收力，導致對礦物質的需求量增高。**人體需要礦物質來代謝醣類，攝取太多醣類會使礦物質被排出體外**。隨著年紀增長，飲食上應特別注意攝取蛋白質和礦物質。

氣喘吁吁女

爬樓梯總是喘到不行

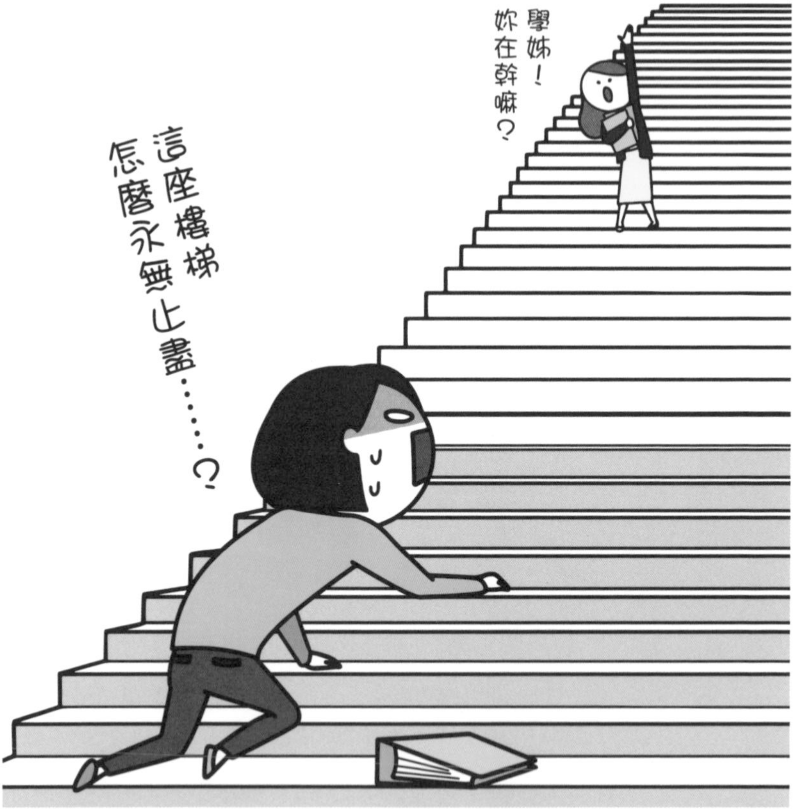

不久前我還能在樓梯上跑百米，現在卻看到樓梯就找電梯。看著學妹賣弄年輕，我只想說：「少囂張！總有一天妳也會嚐到這種滋味的！」

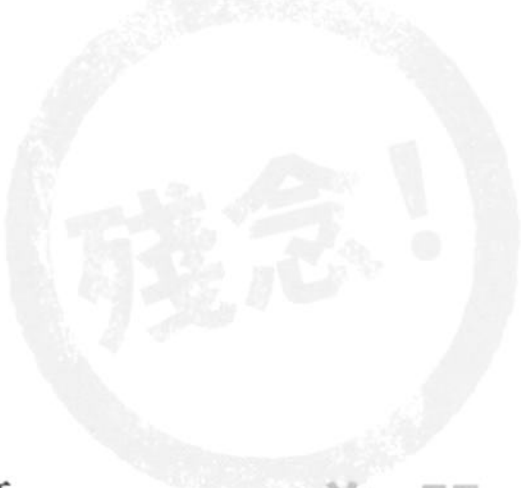

肌肉是妳一輩子的好朋友！為了將來，現在就開始鍛鍊肌力吧！

以前不會氣喘吁吁，怎麼現在喘成這樣呢？這大致上有兩個原因。第一，妳可能缺鐵。**缺鐵會降低人體的氧氣循環功能，導致輕微運動就讓心臟不堪負荷，上氣不接下氣。**

第二，人的體力和肌力會隨著年齡愈來愈差。坐辦公桌的上班族應該特別有感，運動量愈少，愈容易感到肌力下降。相較於手臂、軀幹部位的肌肉，**過了二十歲後，下半身肌肉會快速大幅減少。**其中又以「股四頭肌（大腿前端的肌肉）」最為嚴重，該肌肉於二十五歲達到巔峰，到了六十歲就只剩下原來的六成肌力。

下半身缺乏肌力的人，老後會較快無法自理生活，需要有人來照顧自己。從現在開始，各位應多做深蹲、伸展、墊腳尖等運動，補充肌肉的組成來源——蛋白質，多吃水煮蛋、毛豆等富含蛋白質的食物，用這些食物取代甜點零食。要知道，**鍛鍊肌肉永遠都不嫌晚！**千萬別放棄了！

期盼停經女

停經就能跟「經前症候群」和「生理痛」說掰掰了嗎？

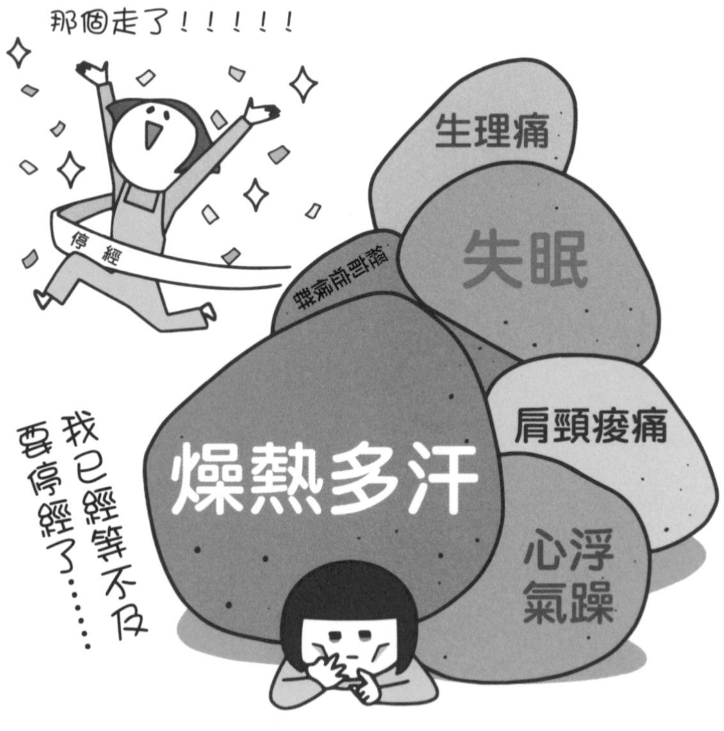
那個走了！！！！！！
停經
生理痛
失眠
經前症候群
肩頸痠痛
燥熱多汗
心浮氣躁
我已經等不及要停經了……

女生初經來潮後，要忍受整整幾十年的經前症候群，更年期還要忍受多汗跟失眠。真討厭……月經去去走！為什麼不能像水龍頭一樣開關自如呢？

殘念！

女人停經後，真正掰掰的只有女性荷爾蒙

很多女生月經前後都會出現不適症狀。但停經後身體真的就會舒暢許多嗎？這其實是天大的誤會。

女人更年期停經前，常發生月經紊亂、經血暴增等情況……，再加上沒有明確的停經信號，讓人心情更加不安混亂。正常來說，**經前症候群約在月經前一週結束，但更年期女性的經前症候群是沒有規則的。**依個人狀況不同，有些人在停經後五到十年間，每天還是會感到各種不適。

停經還是慢一點好。身體會在雌激素（Estrogen，女性荷爾蒙）減少到一定程度後停經，女性荷爾蒙有許多好處，**不僅能幫助控制自律神經，還能協助身體生成美容成份膠原蛋白。**就這點而言，跟女性荷爾蒙相處久愈久愈「划算」。每個人的停經時間不同，有些人比較幸運，在埋頭工作或沈迷興趣的情況下「不知不覺結束」。建議大家不要太擔心，順其自然即可。

泡澡美容女

每天悠哉半身浴，通體舒暢又美容？

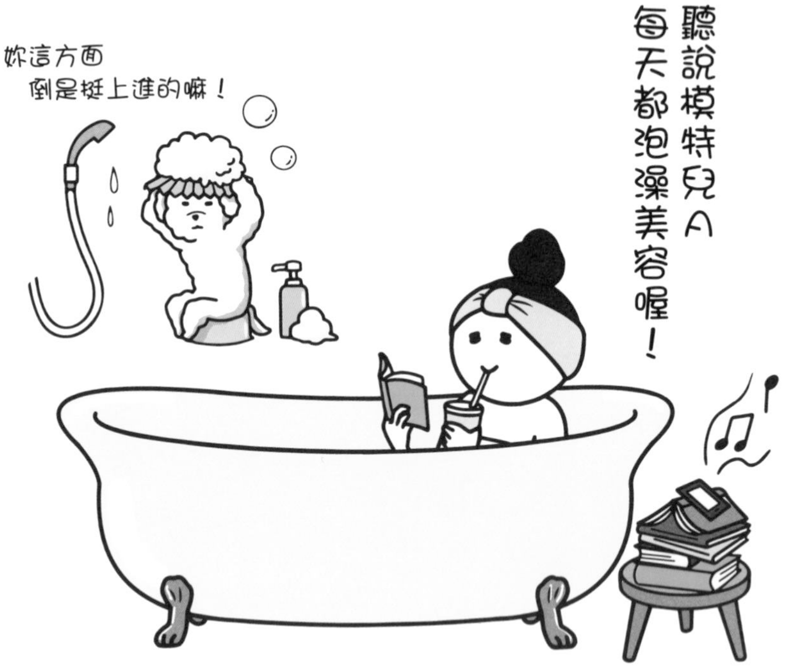
妳這方面
倒是挺上進的嘛！
聽說模特兒A
每天都泡澡美容喔！

聽說很多人氣模特兒、女明星都靠泡半身浴美容，我也有樣學樣，長時間泡澡來排汗排毒。而且在浴缸裡可以看書、聽音樂，充實又愜意♫

有點殘念！

泡半身浴無法減肥，泡太久還會導致礦物質流失

很多人為了美容減肥而泡半身浴。半身浴確實有很多優點，像是降低心臟負擔、消除腿部水腫，達到放鬆身體的效果。但遺憾的是，**對減肥沒有太大的效果。**

泡半身浴時，上半身的溫度較低，要等一段時間才會暖起來，所以不建議在冷天泡。身體長時間泡在熱水裡會出汗，導致體內水份減少，感覺似乎瘦了一點，但其實只是一時的效果。此外應特別注意的是，**鈣和鎂等礦物質也會隨著汗水排出體外，導致肌膚乾燥。**

如果妳是為了「暖和身體」，建議妳採用傳統的泡澡法，全身泡進水裡十分鐘。泡澡流汗會使水份流失，泡澡前後請勿飲用含有酒精或咖啡因等具有利尿效果的飲料，並**飲用檸檬水又或是麥茶來補充水份。**（但有心臟疾患者不宜泡全身浴）

慢跑健身女

每天慢跑好健康？

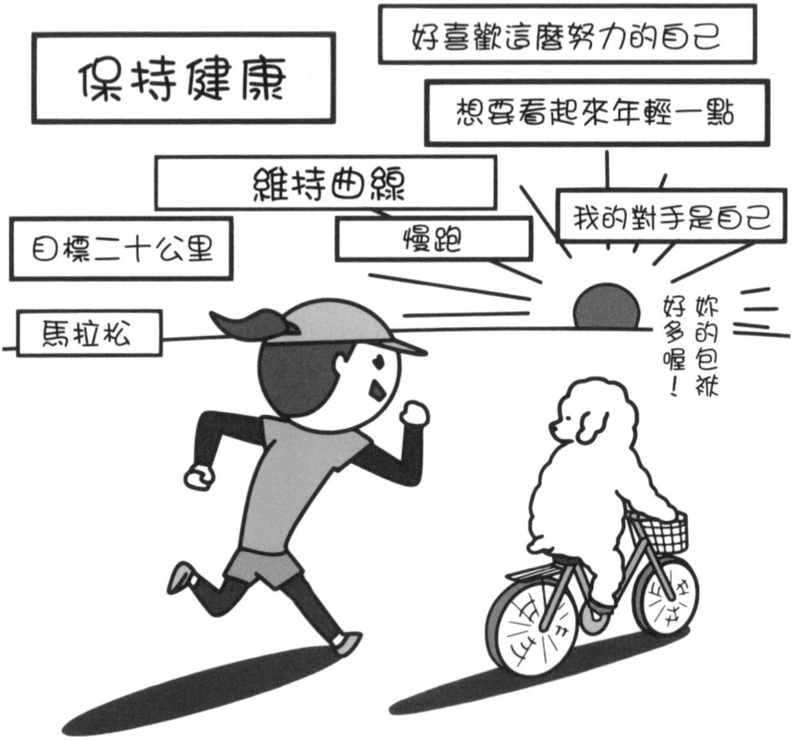
保持健康
好喜歡這麼努力的自己
想要看起來年輕一點
維持曲線
我的對手是自己
目標二十公里
慢跑
馬拉松
妳的包袱好多喔！

達成目標的那一刻真的超爽的！慢跑可以維持體態不發胖，那些看起來比實際年齡年輕的人都有在運動，我才不會輸給年齡呢！

有點殘念！

慢跑應保持能夠說話的速度，不要讓心臟跳太快

慢跑有很多好處，像是讓身體更緊實、紓解壓力……等。但很多人不知道，慢跑也是有壞處的。

如果妳習慣在室外慢跑，有兩件事請特別注意。第一是「**紫外線造成的肌膚氧化**」，長時間照射紫外線會導致表皮細胞受到活性氧的攻擊，導致長皺紋又或是頭皮發炎。

第二則是「**活性氧造成的體內氧化**」。慢跑時人體的呼吸和心跳會加快，正常心跳每分鐘為六十到八十下，慢跑時則會增加到兩倍以上。平時我們吸進的氧氣約有2~3%會轉變為活性氧，在進行激烈運動時會吸入更多氧氣，提升活性氧的轉換率，導致體內「生鏽」。因此，**慢跑應放慢速度，不要讓心跳過快。**多慢為佳呢？如果有人跟妳一起跑，應保持能夠說話的速度。在健身房等室內使用機器慢跑也是不錯的選擇喔！

熱愛陽光女

日光浴是提升免疫力的必要條件？

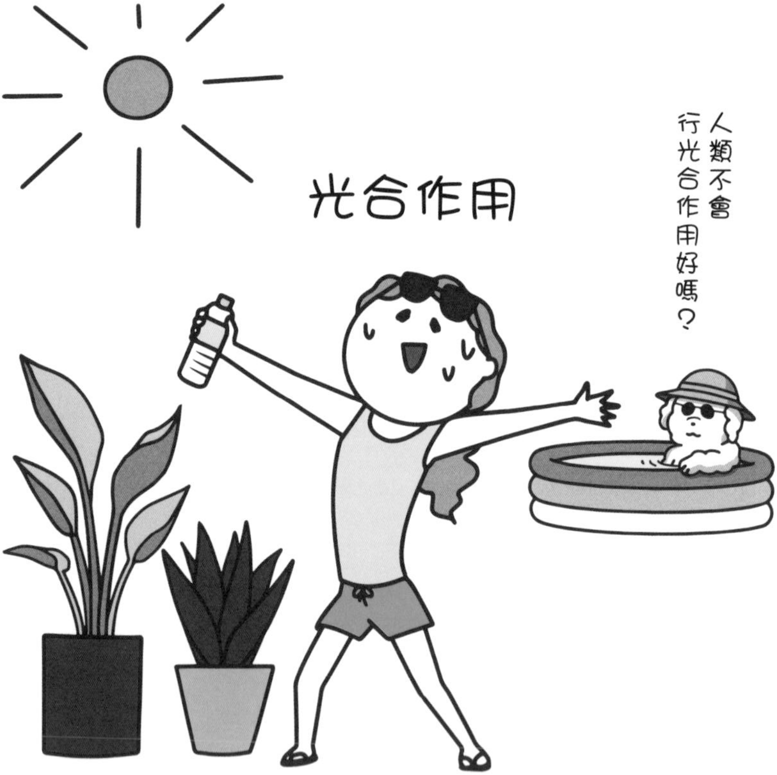

大晴天就是要曬太陽啊，不然要幹嘛？反正陽光又不用錢♫

話說做個日光浴也不錯，反正我有好好防曬，免驚啦！

有點殘念！

曬太陽應慎選時段，在陽光下散步也是不錯的選擇喔！

曬太陽有助身體合成維他命D、提升免疫力，還能強化骨骼，促進大腦分泌有「快樂荷爾蒙」之稱的神經傳導物質——血清素。雖說曬太陽的好處多多，但還是要小心紫外線對身體的影響。紫外線會加速皮膚老化，是造成黑斑和皺紋的主因。

看到這裡一定有人心想：「好好防曬不就得了？」但其實，過度的防曬會阻礙身體產生維他命D。再加上，每個季節和區域的日照長短都不同，**對於「曬太陽多久為佳」這個問題，是無法一概而論的。**

那麼要怎麼做比較好呢？建議大家可以使用「手掌遮陽法」。將不想曬黑的部位，如臉部、脖子、手臂等地方做好防曬，**在陽光較為柔和的時段出門散步，過程中用手掌遮陽**（散步也是韻律運動的一種，可有效增加血清素）。此外，妳也可透過飲食補充維他命D，多吃富含維他命D的食物（詳情請參照59頁）。

外食沙拉女

蔬菜攝取不足，去哪都要點沙拉？

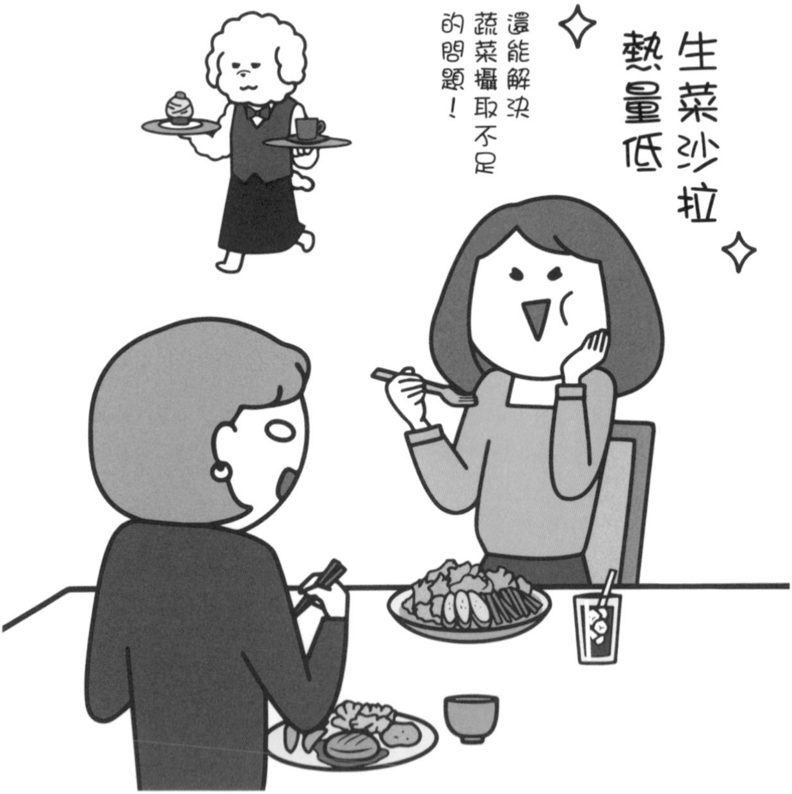

生菜沙拉
熱量低
還能解決蔬菜攝取不足的問題！

媽媽從小就告誡我要「多吃蔬菜」，像我這種乖女兒，當然連吃便利商店也要拿生菜沙拉囉！在家我只吃萵苣和高麗菜沙拉，因為買切好的現成菜葉最方便！

有點殘念！

除了淡色蔬菜，也要均衡攝取黃綠色蔬菜

願意「多吃蔬菜」的妳很棒，但如果妳以為這樣吃就「夠營養」，那可就錯了。因為蔬菜在經過切洗一段時間後，水溶性維他命就會流失。再加上外面餐廳和便利商店的生菜沙拉大多都是高麗菜、萵苣、小黃瓜等**淡色蔬菜，營養素不夠豐富**，膳食纖維也沒多到足以供養腸道菌群。順帶一提，**日本女生的每日膳食纖維攝取目標量為十八克**。如果只吃萵苣得吃六顆才夠。膳食纖維分為「水溶性」和「非水溶性」兩種。吃太多非水溶性膳食纖維容易便祕（弛緩性便祕），請務必均衡攝取兩種膳食纖維（富含膳食纖維的食物請參照71頁）。

花椰菜、胡蘿蔔、南瓜等**黃綠色蔬菜含有豐富的β胡蘿蔔素（Beta Carotene）**，在可以選擇的情況下，建議選擇溫熱的蔬菜，再淋上油類沙拉醬，提升營養吸收率。

準時就寢女

把握黃金睡眠時間，十點就要上床睡覺？

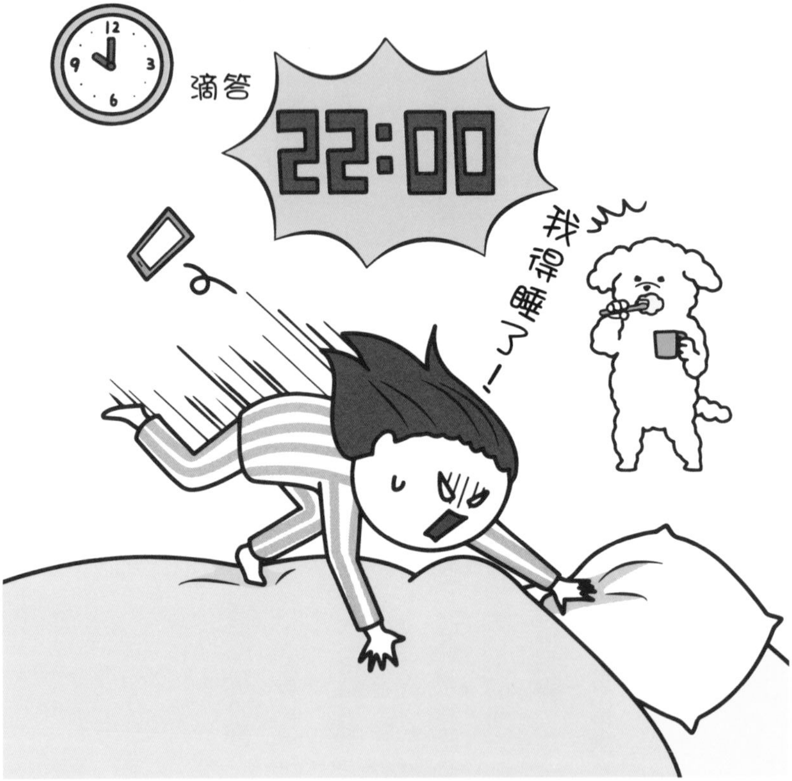

只要超過十點睡覺，明天早上皮膚就會不吃妝……。玩手機玩到忘記時間是常態，急急忙忙上床躺平，雙眼卻是炯炯有神♫

有點殘念！

「黃金睡眠時間」已是舊時說法，睡眠品質比幾點睡更重要！

妳是否也聽過「晚上十點到半夜兩點是黃金睡眠時間」這個說法呢？**事實上，這個論調已經過時了。**以前認為要在這段時間睡覺，身體才會分泌具有回春作用的生長激素，促進皮膚和頭髮的新陳代謝。也因為這個原因，很多人都強迫自己十點上床睡覺。

最新研究顯示，無論幾點睡，**剛睡著的三小時都是生長激素大量分泌的時間。**若能每晚準時十點就寢當然是最好的，但現代人的生活方式已不同於從前，無須過度在意就寢時間。

隨著年齡增長、女性荷爾蒙減少，皮膚、頭髮、骨骼也會隨之衰老。生長激素的工作是**維持肌肉量，促進新陳代謝，防止身體老化。**入睡後的三小時為生長激素分泌的黃金時間，因此，比起睡眠時段，更應注重睡眠品質。

天下第一的超級營養食品：雞蛋

雞蛋含有除了維他命C和膳食纖維以外的所有營養素，其中包括只能從食物中攝取的九種**必要胺基酸（Amino Acid），可說是完美的蛋白質來源。**看到這裡一定有人心想：「雞蛋的膽固醇很高吔，一天只能吃一顆蛋不是嗎？」——這其實是天大的誤會，日本厚生勞動省已於二〇一五年公布：**「飲食攝取的膽固醇不會對血液中的膽固醇造成影響。」**

膽固醇是身體不可或缺的營養素，它不但是合成細胞膜、大腦組成的重要成份，也是人體製造女性荷爾蒙的材料，跟懷孕、生產息息相關。此外，蛋黃中的膽鹼（Choline）是合成神經傳導物質的原料，攝取不足將引發心理問題，又或是影響記憶、認知功能。

蛋白質是皮膚、毛髮、骨骼新陳代謝的重要關鍵，很多人都有蛋白質攝取不足的問題，為強化老年保健，建議大家**一天可吃三顆雞蛋。**

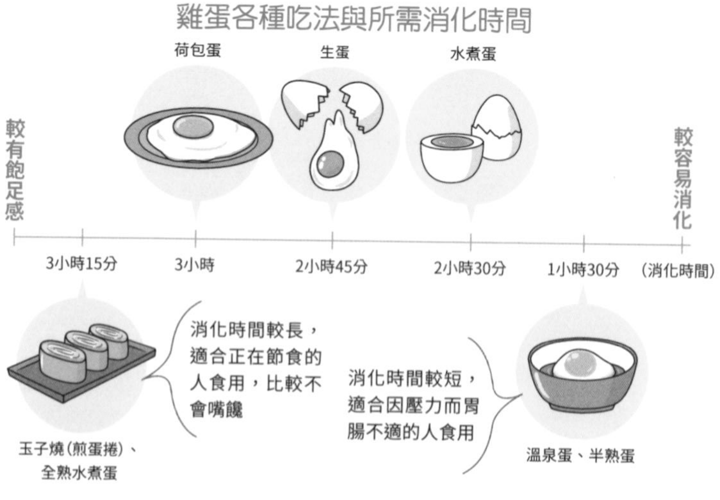

chapter

2

妳的身體不適是什麼原因造成的？

身體不舒服時，

妳是不是也曾因為症狀「不嚴重」又或是「暫時獲得緩解」，

就覺得不會妨礙到生活，而不去看醫生呢？

事實上，「微恙」是身體發出的求救訊號。

本章將女性常見的不適症狀分為五種類型，

一一分析典型症狀和引發的原因，

並教妳如何從飲食和生活習慣進行改善。

這些方法都不會很難，大多都可以馬上付諸實行，

話不多說，先確認妳是哪種「不適姐」吧！

不適症狀是解讀未來健康的關鍵

妳對自己的健康有信心嗎？在這個壓力爆表的社會，能信心滿滿地說出「我每天都很健康！」的女性究竟有多少呢？

這二十五年來，很多人來找我商量健康管理和營養方面的問題。她們這裡不舒服、那裡不爽快，然而面對這些不適，絕大部份的人卻無法說出個所以然來。為什麼呢？因為這些症狀很「曖昧」，沒有嚴重到要去看醫生，只要休息一下就會好，也不會痛到哭天搶地。女生為了撐過生理期、生小孩的疼痛，本來就比較「耐痛」。也因為這個原因，很多女性遇到「曖昧的不適症狀」都選擇忍耐。各位女性同胞們！我們不能再繼續放任這些病痛「肆虐」了！妳想要一天到晚病懨懨的，還是每天都充滿健康活力呢？而且，人在不舒服的情況下，做什麼都無法發揮原有的實力，妳難道不覺得這樣很可惜嗎？

男人與女人的生命階段不同，再加上年齡、環境等因素影響，每個人的健康狀況都不一樣。女性從月經來潮的青年期開始，經歷更年期，邁向老年期，許多人都在過程中飽受各種「原因不明的不適症狀」的折磨。事實上，這些不適症狀正是解讀妳未來健康的關鍵。即便現在問題不大，若就這樣放著不管，很有可能在不知不覺中演變成嚴重疾病，又或是成為加速老化的主因。就這一點而言，我們應清楚掌握自己的狀況，確實管理身體健康。

因為工作的關係，我經常給出各種跟不適症狀有關的建議。基於這些經驗，我將女性容易出現的不適症狀分成五個類別，每個類別都有不同的成因，以及各自的改善方式。本書的工作就是帶大家「追根究柢」、「逃離苦海」。

今後將進入「自我藥療」的時代，自己的健康自己守護！很多不適症狀看似「難搞」，但其實，只要改變飲食和生活習慣就能改善。請各位先用36～38頁的「不適類型自我檢測表」找出自己屬於哪些類型，每個人不限於一個類型，每種類型的原因和改善方式都不相同，還請各位詳讀內容。

「不適姐」？

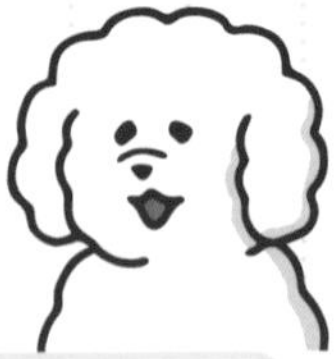

A CHECK

- [ ] 全身無力
- [ ] 早上爬不起來
- [ ] 心悸、喘吁吁
- [ ] 不太吃肉
- [ ] 經常頭痛
- [ ] 沒有幹勁
- [ ] 體溫偏低

共符合 ＿＿ 項

B CHECK

- [ ] 月經週期紊亂
- [ ] 突然大量出汗
- [ ] 肩痠腰痛
- [ ] 月經前脾氣非常暴躁
- [ ] 不太吃大豆產品
- [ ] 雙頰發熱
- [ ] 難以入睡

共符合 ＿＿ 項

不適類型自我檢測表 妳是哪一種

不同症狀有不同的原因與改善方式。

C CHECK

- ☐ 全身痠痛
- ☐ 早上起床腳抽筋
- ☐ 血壓比以前高
- ☐ 平時不太走路
- ☐ 很瘦
- ☐ 經常忘東忘西
- ☐ 經常吃泡麵這類沖泡產品

共符合 ☐ 項

D CHECK

- ☐ 早餐經常吃麵包
- ☐ 喜歡吃巧克力、蛋糕之類的甜食
- ☐ 肚子一餓就脾氣暴躁
- ☐ 經常吃水果
- ☐ 吃飽就想睡
- ☐ 專注力不足
- ☐ 年紀愈大愈容易發胖

共符合 ☐ 項

E CHECK

- [ ] 容易便祕
- [ ] 放屁次數比以前多
- [ ] 吃一點點就飽了
- [ ] 容易感到壓力
- [ ] 經常拉肚子
- [ ] 飯後消化不良
- [ ] 不太吃蔬菜

共符合 ______ 項

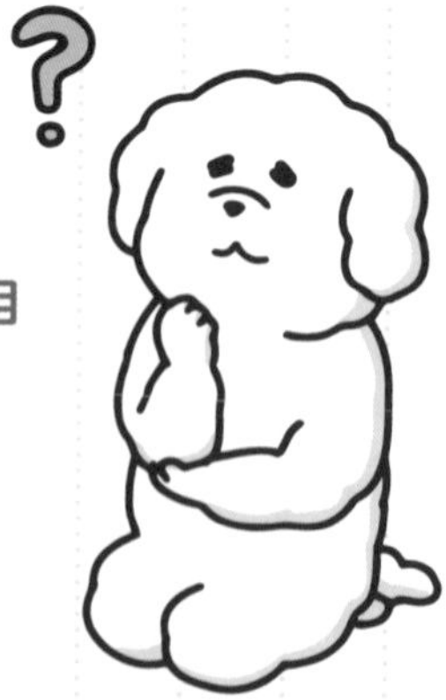

A~E
哪些符合項目
較多呢？

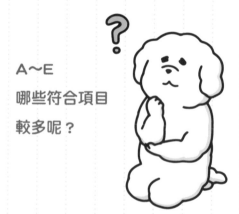

檢測結果請看40～41頁

大家好！我是這本書的作者智春。
我是一名生命分析師。

這二十五年來，我幫許多人做過健康諮詢。

過程中我發現，非常多女性都有「身體微恙」的問題，

雖然沒有嚴重到要去看醫生，但就是渾身不爽快。

全身無力、倦怠、脾氣暴躁……。
想必大家都想跟這些不適症狀說掰掰吧。

生理期會導致鐵質流失。
這時若不「失多少補多少」，馬上就會貧血。

很多女性都是「隱性貧血」的苦主，明明健康檢查數值都很漂亮，

卻飽受貧血所苦。

攝取過多醣類也會引發某些不適症狀。
這也是現在「減醣飲食」和「低碳水化合物飲食」這麼流行的原因

但可不能不吃米飯喔！
米飯對腸道菌叢很重要！！

便祕跟拉肚子也是很折磨人的！
要幫腸道餵養好菌才行。

日本女性的平均壽命為87.45歲，四十四歲正好是中繼點。
這個年齡保養與否，足以改變停經後的人生。

所以大家一定要進一步了解自己、更加珍惜自己。

可別忽視了身體發出的警訊！

廢話不多說，先來看看妳是哪種「不適姐」吧！

＊根據內政部公布「109年簡易生命表」，台灣女性平均壽命為84.7歲。

妳是哪種「不適姐」？

不適類型自我檢測

結果出爐！

在36～38頁的「不適類型自我檢測表」中，只要超過三個符合項目就屬於該類型。不適症狀較多的人，也可能屬於多種類型。

A 超過3個以上的人屬於

頭暈目眩姐：缺乏鐵質型

「頭暈目眩姐」因鐵質不足，容易引發貧血。除了喘吁吁和心悸，還會進一步出現倦怠、身體冰冷、腸胃不適等症狀。若影響到身體製造膠原蛋白，還會引發皮膚變差等美容方面的問題。要比喻的話，妳的身體就有如一座「不適百貨公司」，什麼都有什麼都不奇怪。放任這些「小症頭」不管，之後可能會累積成「大病痛」。妳現在的狀況，就是一個欠下多重「鐵債」的「鐵奴」！

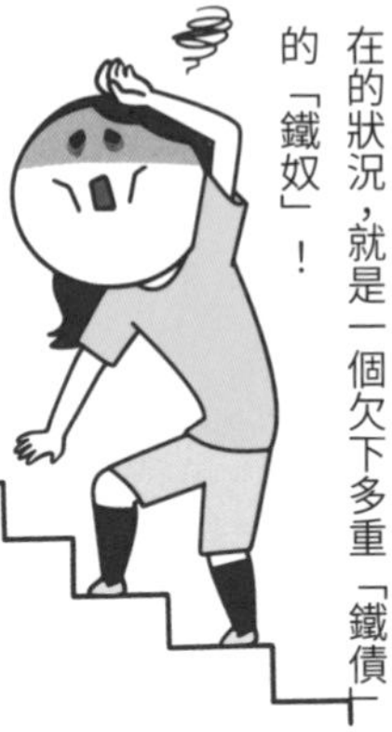

詳情請見↓ p.42

B 超過3個以上的人屬於

精神緊張姐：荷爾蒙失調型

「精神緊張姐」以前總是心平氣和、笑臉迎人，現在卻每天板著一張臉，動不動就心浮氣躁。情緒大起大落容易疲倦，發完脾氣後，心情總是莫名地低落。如果妳有這些症狀，應該是荷爾蒙失調了。正式進入更年期後，還可能進一步出現潮熱（突然滿身大汗）、難以入睡等問題。

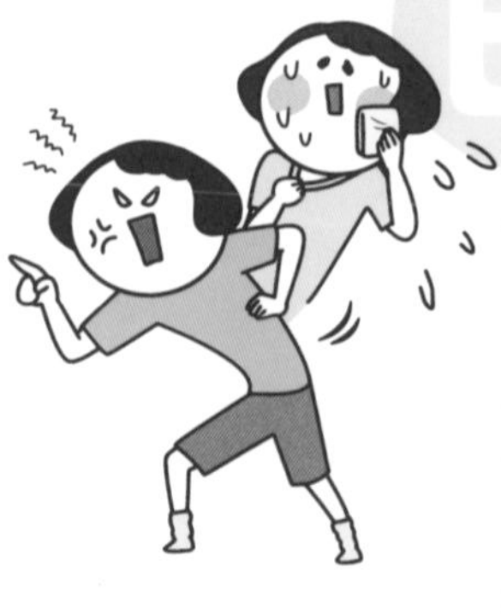

詳情請見↓ p.48

C 超過3個以上的人屬於

隱隱作痛姐：關節疼痛型

「隱隱作痛姐」不是膝蓋痛就是腰痛，有時還會手指僵硬難以活動，關節保健食品的廣告一直在腦中無限回播……。關節痛其實是更年期的症狀之一，一般以為老人家才會關節痛，但其實女性荷爾蒙與骨骼息息相關，很多女生超過四十歲後就會出現關節症狀。這些疼痛是身體向妳發出的「未來警訊」，為預防骨質疏鬆症，還是趁早改善吧！

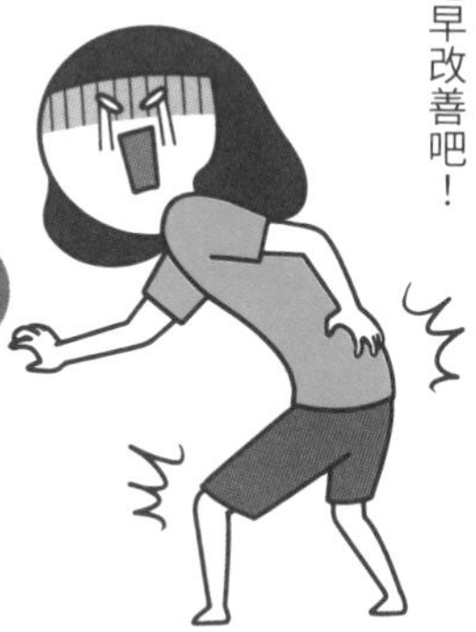

詳情請見↓ p.54

D 超過3個以上的人屬於

豐腴肉肉姐 血糖過低型

「豐腴肉肉姐」最喜歡吃麵包和零食，常有專注力不足的問題，能量一下子就用完了。為隨時補充能量，巧克力是「豐腴肉肉姐」包包中的必備品（要比喻的話就像體育禁藥）。在飲食上攝取過多醣類可說是壞處多多，不但會導致血糖大起大落，容易陷入低血糖狀態，還會對自律神經產生影響，促使身體分泌肥胖荷爾蒙，進而囤積更多脂肪。

詳情請見↓ p.60

E 超過3個以上的人屬於

屁聲連連姐：腸胃不適型

「屁聲連連姐」比年輕時容易脹氣，走在路上若不特別注意，就會不小心「噗噗作響」，而且味道還很「濃烈」。除了放屁，還有消化不良、經常打嗝、不是便祕就是拉肚子……等症狀。腸胃狀況突然惡化，很有可能是腸道環境不佳所造成。女性四十五歲後，腸道內的好菌比例就會減少，應設法改善腸道環境。

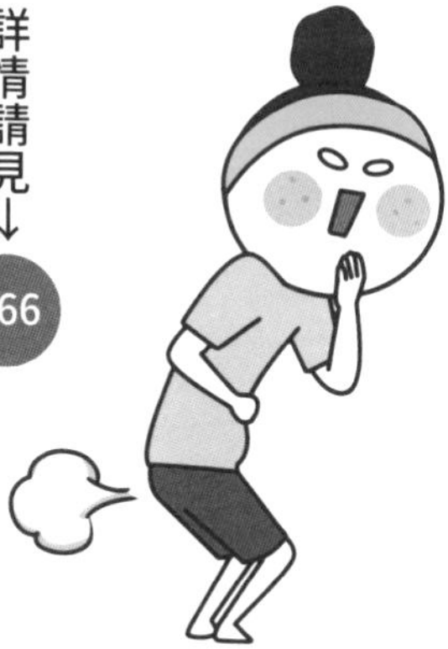

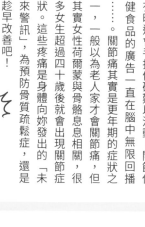

詳情請見↓ p.66

A 較多的妳屬於

頭暈目眩姐 缺乏鐵質型

這些不適都是貧血造成的！

「頭暈目眩姐」每天都這麼累，很有可能是「貧血（缺乏鐵質）」所造成的。這種類型的人宛如一間「不適百貨公司」，什麼都有什麼都不奇怪。除了心悸、呼吸不過來、暈眩等典型症狀，還有早上爬不起來、做什麼都興趣缺缺、缺乏專注力、頭痛、經常生口瘡……等問題。

大多「頭暈目眩姐」的血液數值都在正常範圍內，即便抽血檢查也測不出「貧血」（隱性貧血）。也因為這個原因，很多隱性貧血的人都是到醫院治療單一症狀，因為她們不知道這些症狀是缺鐵所造成的。如果妳總感到不舒服，卻又找不到原因，可以往「貧血」這個方向調查。

妳可能是
缺鐵
from智春老師

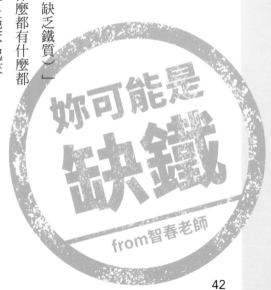

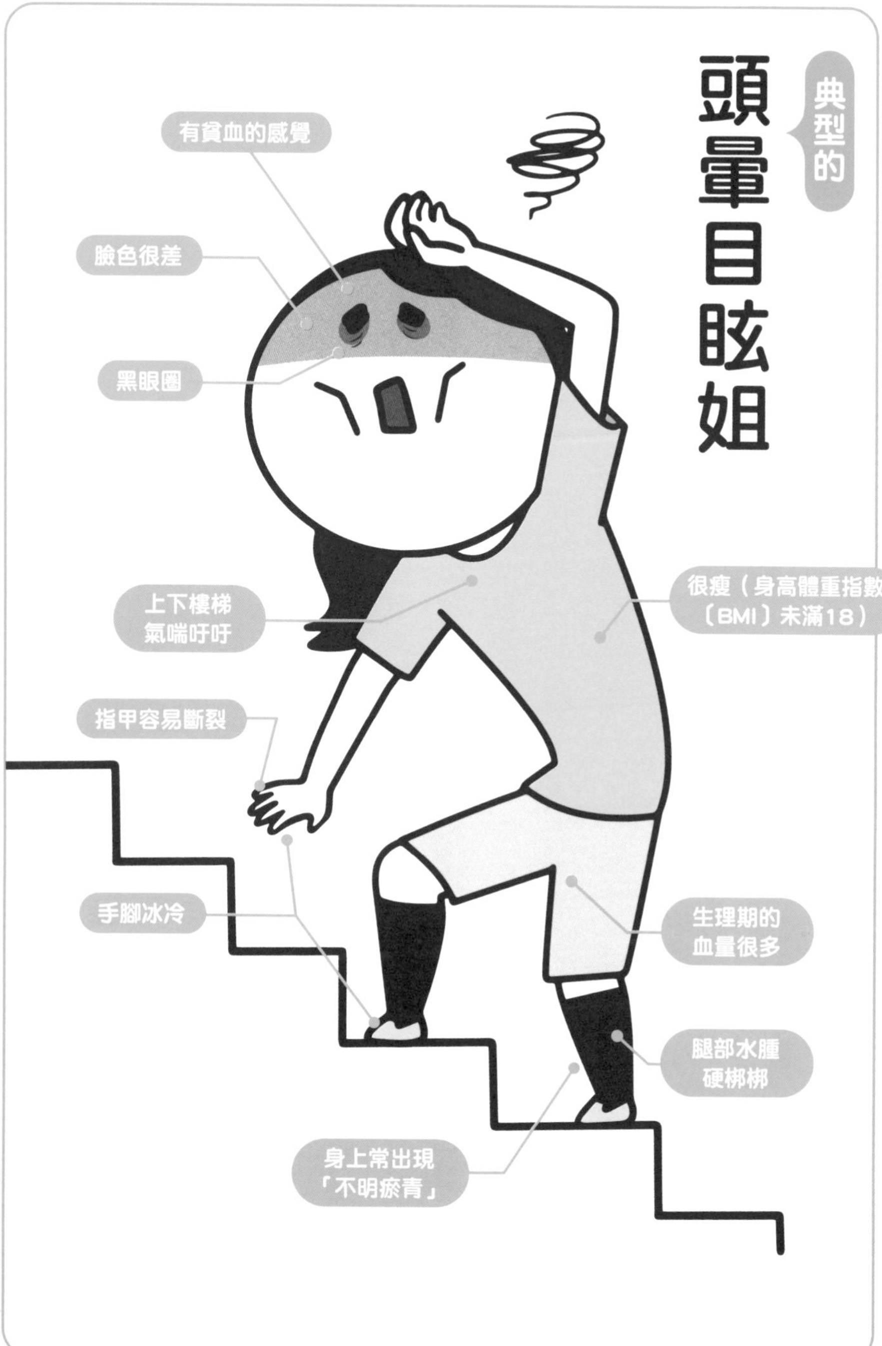
典型的
頭暈目眩姐
有貧血的感覺
臉色很差
黑眼圈
上下樓梯
氣喘吁吁
很瘦（身高體重指數〔BMI〕未滿18）
指甲容易斷裂
手腳冰冷
生理期的
血量很多
腿部水腫
硬梆梆
身上常出現
「不明瘀青」

原因在此

缺鐵使全身陷入「缺氧狀態」，讓人渾身不爽快

女性都是隱性的「缺鐵人士」

貧血有九成都是鐵質不足（缺鐵）造成的。女性從初經到停經這約四十年的時間，每次生理期都會流失鐵質。也因為這個原因，**很多貧血的女生根本沒有自覺（隱性貧血）**。成人女性一天的鐵質建議攝取量為10.5～11毫克（＊1），但實際上的平均攝取量卻只有6.8～7.3毫克（＊2）。在這樣的情況下，女性的「鐵債」不斷累積，缺鐵症狀也慢慢浮上檯面。一般而言，生理期結束的後兩天貧血症狀最為嚴重。

血液中的紅血球含有血紅素（Hemoglobin），而鐵質正是製造血紅素的材料。血紅素負責運送氧氣，**當身體鐵質不足、血紅素降低，全身就會陷入缺氧狀態**。大腦一旦缺氧，人就會變得呆呆的，做什麼都興致缺缺；肌肉和肝臟一旦缺氧，身體就難以消除疲勞，每天都全身無力。此外，鐵質還是膠原蛋白生成的必備營養素，**缺鐵將導致皮膚變差、掉髮，對美**

容造成負面影響。

飲食生活方面，不吃肉的素食者和吃得比較養生的人，應特別注意缺鐵問題。如果妳在減肥或是健身，且吃的大多都是雞胸肉或雞里肌，也很容易缺乏鐵質。雞肉是優質的蛋白質來源，但幾乎不含鐵質，所以較難幫助身體製造血紅素。另外，**進行激烈運動時，鐵質也會跟著汗水排出體外，還請特別注意！**建議各位可多吃紅肉或魚肉，不僅可攝取大量鐵質，還可增長肌肉。

妳也有這些狀況嗎？

① 月經出血量多（有時還有血塊）

經血量較多的人，流失的鐵質也相對較多。

② 愛吃蔬菜，不太吃肉或魚類

蛋白質是身體合成血紅素的必備營養素，要改善貧血一定要攝取足夠的肉類或魚類。

③ 經常從事慢跑等激烈運動

運動流汗也會「失鐵」，從事激烈運動的人應特別注意補充鐵質。

「保鐵」跟「補鐵」都很重要喔！

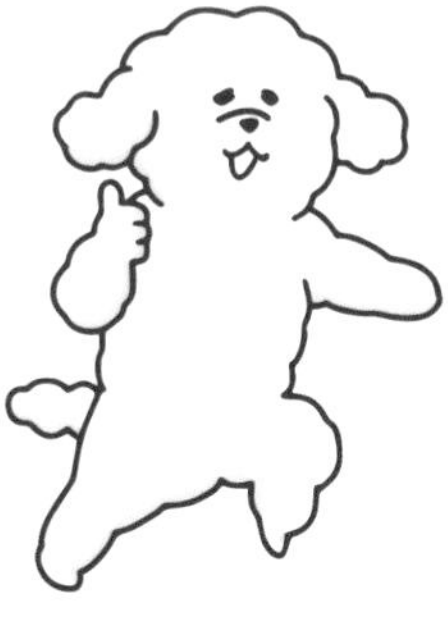

＊1資料來源：〈日本人的飲食攝取基準（二〇二〇年版）〉建議對象為有月經的成年女性。
＊2資料來源：〈平成三十年（二〇一八年）日本國民健康營養調查〉

飲食建議

鐵質和蛋白質是改善貧血的關鍵！應優先攝取吸收力較高的「血紅素鐵」

鐵＋蛋白質＋維他命C＝高效率

要改善因缺鐵引發的貧血，**應攝取充足的鐵質和蛋白質**，以供身體製造血紅素。想要透過飲食有效率地攝取鐵質，應先具備一個觀念：「鐵質不是吃多少就吸收多少。」鐵質可分為兩種，一是**動物性食品中的「血紅素鐵（Heme Iron）」，吸收率為30％**；二是**植物性食品中的「非血紅素鐵（Non-heme Iron）」，吸收率不到5％**。換句話說，我們應優先食用含有血紅素鐵的食物。菠菜、小松菜中的鐵質屬於非血紅素鐵，應搭配肉類、魚類、雞蛋這類蛋白質食物，才能有效吸收鐵質。

另外要注意的是，維他命C是身體吸收鐵質不可或缺的營養素。建議大家可將這兩種營養素搭配食用，比方說，牛肉擠上檸檬汁，搭配彩椒或番茄，又或是以柑橘類作為飯後甜點，每天「想方設法」增加鐵質吸收量。

Check! 妳今天「吃鐵」了嗎？

「血紅素鐵」的吸收率比較高！
兩種鐵質食材都可搭配「蛋白質」和「維他命C」食用，提升吸收率。

吸收率30% 富含血紅素鐵的食材

- 豬肝　13.0毫克
- 牛腰肉（進口牛肉）　2.8毫克
- 牛肩里肌紅肉（進口牛肉）　2.4毫克
- 牡蠣　1.9毫克
- 鰹魚　1.9毫克
- 大目鮪魚　1.4毫克
- 豬里肌肉　1.2毫克

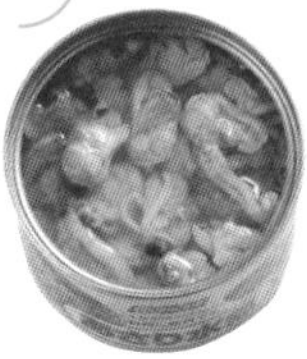

蛤仔（水煮罐頭）
29.7毫克

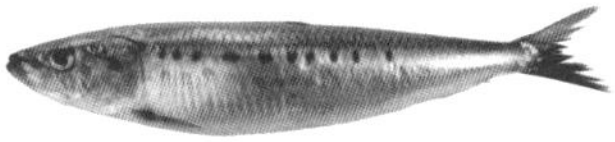

沙丁魚　2.1毫克

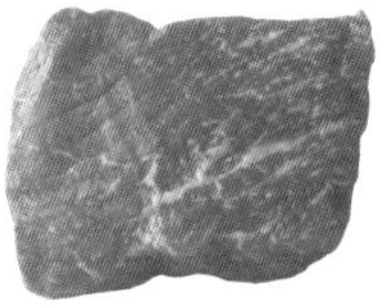

牛腿紅肉（進口牛肉）
2.6毫克

吸收率5% 富含非血紅素鐵的食材

- 納豆　3.3毫克
- 油菜　2.9毫克
- 帶殼毛豆　2.7毫克
- 油豆腐　2.6毫克
- 菠菜　2.0毫克
- 雞蛋　1.8毫克

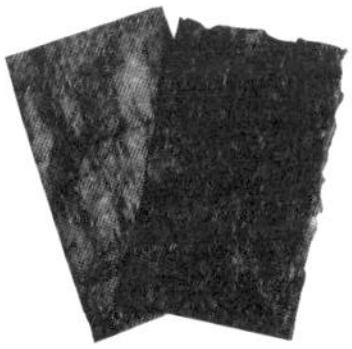

海苔
11.4毫克

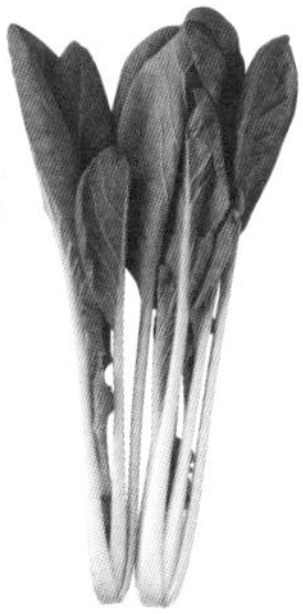

小松菜
2.8毫克

上述皆為每一百克的含量

＋

富含維他命C的食材

- 油菜
- 花椰菜
- 彩椒
- 山苦瓜
- 甜柿
- 奇異果
- 草莓
- 柳橙

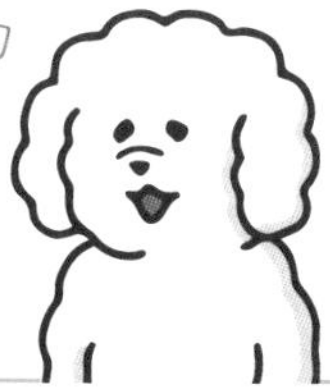

B 較多的妳屬於

精神緊張姐 荷爾蒙失調型

超過四十五歲出現這些症狀，很有可能是更年期！

「精神緊張姐」在荷爾蒙失調的影響下，會出現月經前易怒、突然爆汗……等情形。無論是在經前出現手腳水腫、皮膚變差等「月經症候群」，還是更年期的潮熱、雙頰發熱、口渴…等生理現象，都是「荷爾蒙失調」所引發的症狀。

經前症候群會於月經來潮後解除，更年期的開始、結束時間卻是因人而異。女性年過四十後，隨著女性荷爾蒙減少、身體準備進入更年期，就會開始出現各種「症頭」。這個年紀的月經週期紊亂如果一直沒有改善，代表妳可能已經進入更年期囉！

妳
可能已經進入
更年期
from智春老師

典型的精神緊張姐

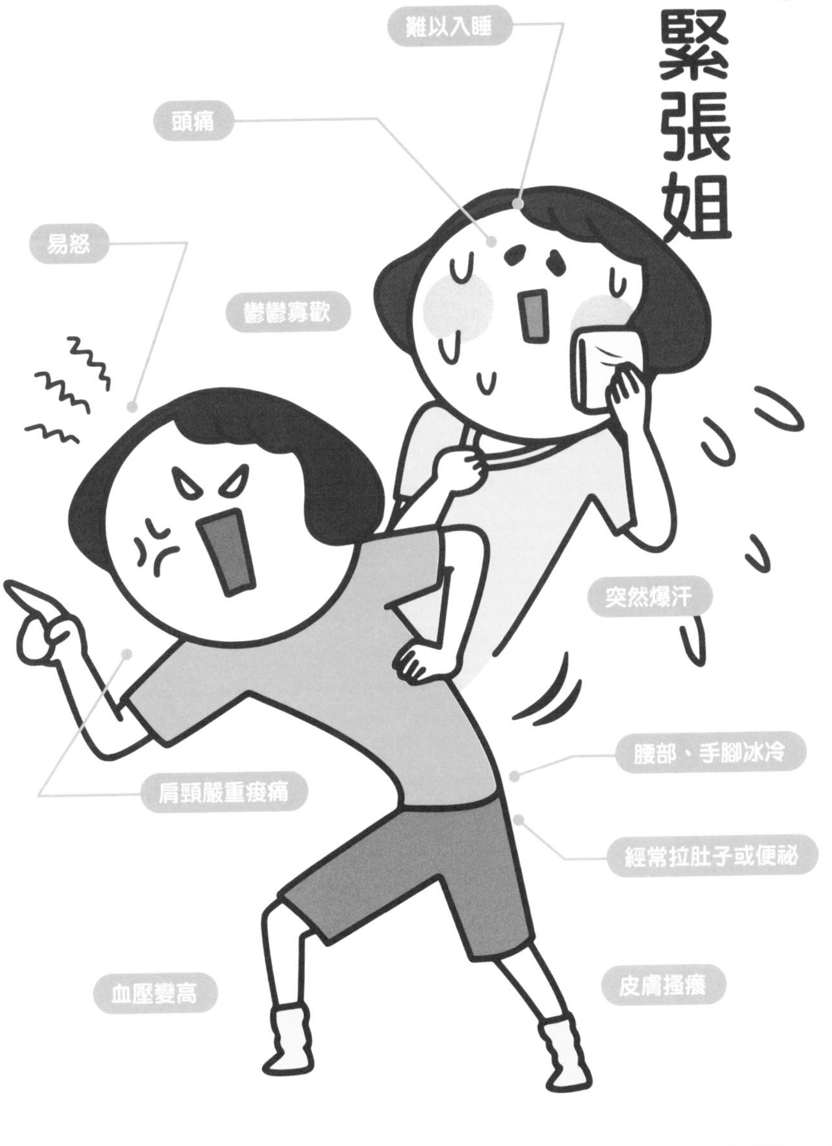

難以入睡
頭痛
易怒
鬱鬱寡歡
突然爆汗
腰部、手腳冰冷
肩頸嚴重痠痛
經常拉肚子或便祕
血壓變高
皮膚搔癢

原因在此

每個人的更年期都不同，「經前症候群」和「更年期」傻傻分不清

荷爾蒙失調也會影響自律神經

超過七成有月經的女性都能感受到「經前症候群」，包括心浮氣躁、嗜睡、集中力下降……等。然而到了四十歲之後，很多人都搞不清楚這些症狀到底是源自「經前症候群」還是「更年期」。如果想要知道正確答案，可以到婦產科檢查女性荷爾蒙指數。還沒進入更年期的人，可先到婦產科檢查一次，了解自己的荷爾蒙指數，疑似更年期時再拿來做比較。

女性進入更年期後，雌激素中的雌二醇（Estradiol）減少，才會導致身體出現各種症狀。女人一生僅分泌一茶匙的雌激素，然而這些少少的雌激素，卻扮演著非常重要的角色。一旦分泌量下降，大腦就會命令卵巢分泌更多荷爾蒙，**這時身體就會因為力不從心而發出哀號，進而影響到自律神經。**雖說狀況因人而異，**但一般是將停經（平均五十二歲）的前後五年（共十年）視作更年期。**有些更年期的女性因面臨孩子離家獨立，又或是必須照顧年邁父

母，而導致症狀加劇。個性認真或較容易感到壓力的人，症狀也會比較嚴重，還請特別注意。

爆汗、皮膚搔癢、暈眩……等，都是自律神經紊亂所引發的症狀。事實上，更年期症狀超過一百種，而且每個人都不一樣，有些人是難以入睡導致生活不規律，有些人是每天鬱鬱寡歡，又或是因為壓力而暴飲暴食。此外，**缺鐵也會引發自律神經症狀，如果妳本來就有貧血問題，應儘早設法改善，以免更年期時遭受「雙重打擊」**。

妳也有這些狀況嗎？

① 生活不規律

生活不規律、睡眠時間減少，容易導致荷爾蒙分泌失常。

② 不太吃大豆產品

大豆產品含有功能類似女性荷爾蒙的成份，應多多攝取。

③ 壓力山大

壓力會影響自律神經，導致更年期症狀加重，應特別注意。

現在「早發性更年期」的人愈來愈多了

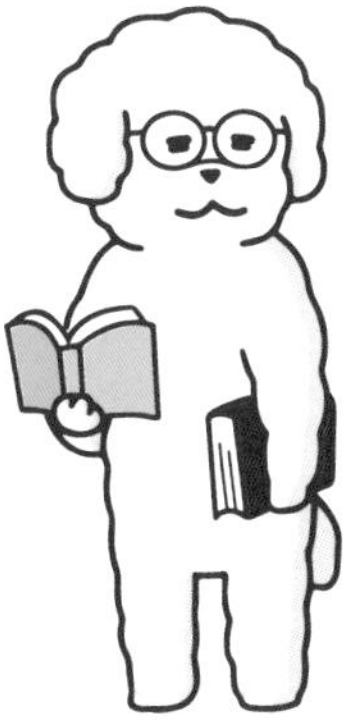

飲食建議

大豆異黃酮與女性荷爾蒙功能相似，還可預防骨質疏鬆症！

大豆×發酵食品，同時改善更年期症狀和腸道問題

我們無法讓身體分泌更多女性荷爾蒙，但可以**攝取具有類似功能的大豆異黃酮（Soy Isoflavones）來預防或舒緩更年期症狀**。大豆異黃酮不僅具有女性荷爾蒙的作用，還能幫助身體留住鈣質，預防骨質疏鬆症。**大豆異黃酮富含於大豆產品**，比較要注意的是，身體會在一、兩天內將大豆異黃酮排出體外，應每天注意補充。現在很多人早餐都吃麵包，比較沒有機會喝到味噌湯。事實上，味噌是大豆異黃酮的優質來源，對腸道健康亦是有益。建議大家在煮味噌湯時，可加入豆腐、油豆腐等食材，效果更佳。

一般而言，人體的腸道菌叢會將異黃酮轉換成一種叫作「雌馬酚（Equol）」的物質，但要注意的是，有些人的腸道菌叢無法正常發揮功能。**建議大家透過運動和睡眠改善生活環境，讓菌叢正常運作，打造優質的腸道環境。**

Check! 妳今天「大豆異黃酮」了嗎？

大豆異黃酮可預防改善更年期的不適症狀，搭配維他命E效果更佳！

富含大豆異黃酮的食材

- 納豆
- 豆腐
- 油豆腐
- 炸豆皮
- 凍豆腐
- 蒸黃豆
- 水煮黃豆
- 豆漿
- 黃豆粉
- 味噌

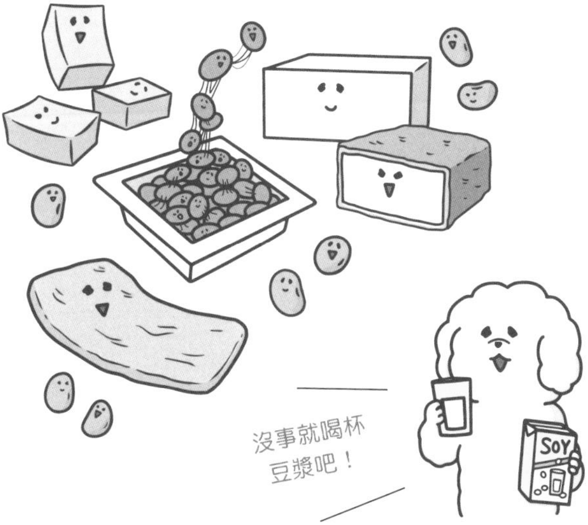

＋

富含維他命E的食材

維他命E的抗氧化力強，有「回春維他命」之美稱。它可幫助身體分泌女性荷爾蒙，有助減緩更年期症狀。建議大家應搭配大豆異黃酮，積極攝取維他命E。

- 花生
- 鱈魚子
- 黃麻菜
- 南瓜
- 彩椒
- 酪梨
- 米糠油

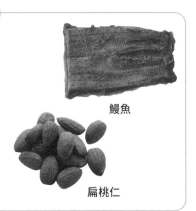

鰻魚

扁桃仁

隱隱作痛姐 關節疼痛型

女性荷爾蒙減少也會「傷骨」

經常膝蓋痛、腰痛、肩膀痛、全身都痛的人屬於「關節疼痛型」的「隱隱作痛姐」。很多人認為這是年紀大所造成的，但這些疼痛其實是更年期來臨的信號。骨頭會隨著年齡增長變得愈來愈脆弱，而骨量減少就跟女性荷爾蒙有關。

關節怪怪的、渾身不對勁、早上起床手指僵硬、腳抽筋、指頭關節變粗導致戒指戴不下……等，都是女性荷爾蒙分泌減少所引發的生理現象。這些症狀是身體對妳發出的求救信號，若放任不管，將來可能會發展成骨質疏鬆症。骨量減少是肉眼看不到的，應儘早應對處理。

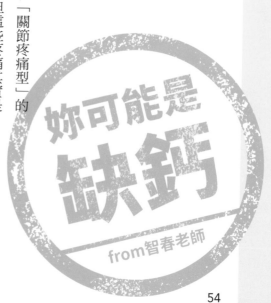

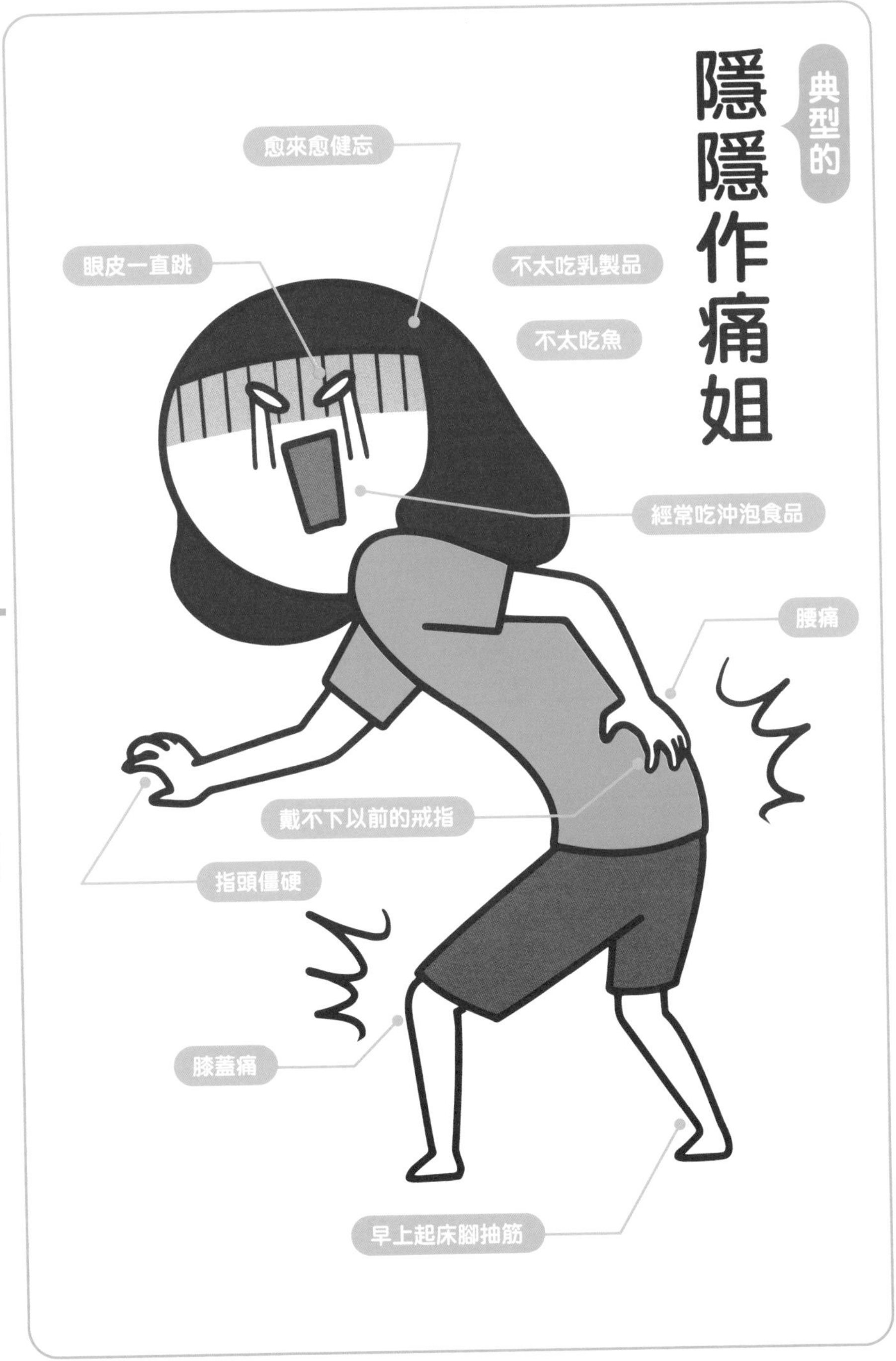
典型的
隱隱作痛姐
愈來愈健忘
眼皮一直跳
不太吃乳製品
不太吃魚
經常吃沖泡食品
腰痛
戴不下以前的戒指
指頭僵硬
膝蓋痛
早上起床腳抽筋

原因在此

四十歲後容易缺鈣，應增加鈣質攝取量

適度的運動和太陽光可強化骨骼

四、五十歲的女性常有關節痠痛、指頭僵硬等問題，**這跟女性荷爾蒙（雌激素）減少有關**。女性荷爾蒙是維持關節軟骨、滑膜（位於骨頭之間，類似抱枕的組織）健康的重要角色。更年期後女性荷爾蒙逐漸減少，身體就會出現滑膜炎、軟骨損傷等情形，進而引發疼痛。嚴重時關節甚至會變形，導致將來腰形扭曲。

此外，鈣質不足也是個問題。女性荷爾蒙降低後，隨著尿液排出體外的鈣質就會變多，這時若不增加鈣質攝取量，是絕對不夠的。**鈣質與骨骼的新陳代謝息息相關，鈣質不足將引發骨質疏鬆症**。此外，鈣質具有防止血壓上升、幫助神經傳導等作用。如果妳有心浮氣躁、愈來愈健忘等情形，很有可能是缺鈣所引發。**攝取過多的醣類、酒精、咖啡因，也會增加尿液中的鈣質排泄量**，關節不適的人應特別避免這類食物。

想要強健骨骼，除了鈣質這個必要營養素，可幫助身體吸收鈣質的「維他命D」也是不可或缺的材料。我們的皮膚能透過曬太陽製造維他命D，建議大家一天可曬太陽二十分鐘。

此外，**適度的運動可對骨頭施加壓力、幫助鈣質沈澱**。平常不運動的人，可從散步這類簡單的運動做起，於散步的同時曬曬太陽，一舉兩得喔！

妳也有這些狀況嗎？

① 平常沒什麼機會吃魚

現在的餐桌上愈來愈少看到魚了，這也是現代人鈣質不足的主要原因之一。

② 經常吃沖泡食品、零食點心

食品添加物中含有磷（P），磷會阻礙身體吸收鈣質，常吃加工食品的人應特別注意。

③ 不太運動

適度的運動是很重要的，平時太少運動，小心骨骼因為負荷過低而弱化喔！

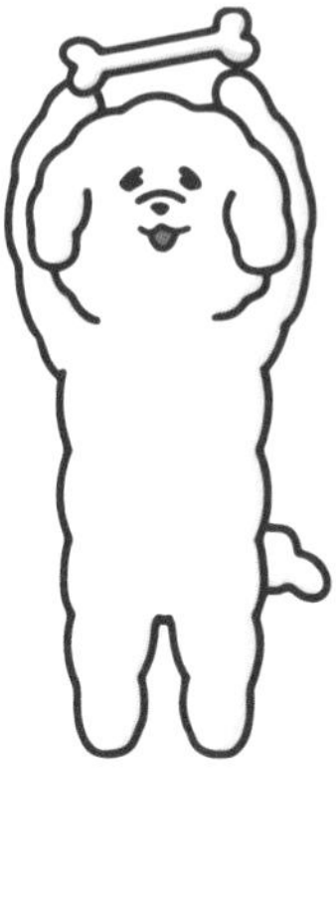

太瘦的人因為骨骼負擔較低，骨頭通常較為脆弱

飲食建議

鈣質應搭配鎂或維他命D食用，提升吸收力！

補鈣聖品：乳製品、帶骨小魚

攝取充足的鈣質不僅是為了改善更年期症狀，也是為了維持停經後的健康。**乳製品如起士、優格的吸收率都很高。**「鎂」可幫助鈣質吸收，建議大家可將含鈣又含鎂的吻仔魚、櫻花蝦做成飯鬆，常備家中隨時食用。此外，**維他命D是身體吸收鈣質不可或缺的營養素**，鮭魚、旗魚等魚類富含維他命D，可搭配油類食用來增加吸收率。奶油中也含有維他命D，建議大家可用奶油煎炒，又或是放上起士做成焗烤，效果更佳喔！

除了鈣質，也別忘了多吃大豆食品，補充能夠改善預防更年期症狀的「大豆異黃酮」。

Check! 妳今天「健骨」了嗎？

說到健骨就想到鈣質，但也別忘了攝取維他命D，增加吸收率喔！

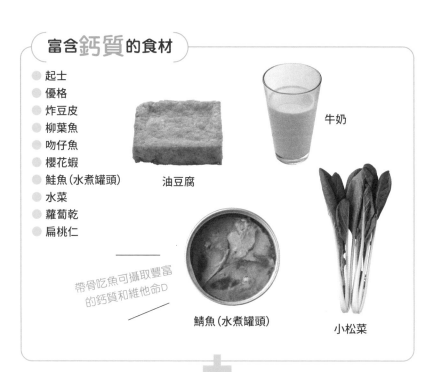

富含鈣質的食材

- 起士
- 優格
- 炸豆皮
- 柳葉魚
- 吻仔魚
- 櫻花蝦
- 鮭魚(水煮罐頭)
- 水菜
- 蘿蔔乾
- 扁桃仁

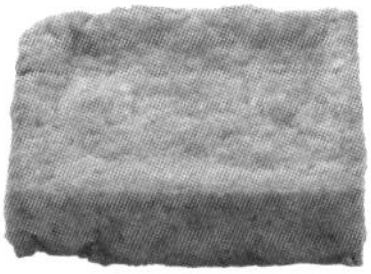

油豆腐

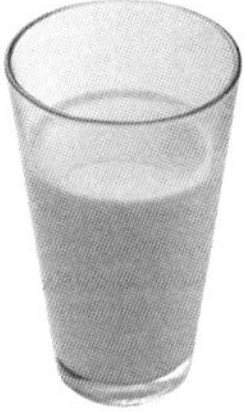

牛奶

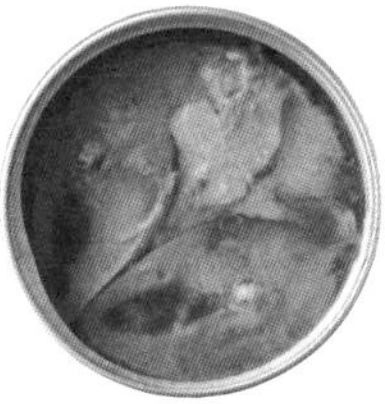

帶骨吃魚可攝取豐富的鈣質和維他命D

鯖魚(水煮罐頭)

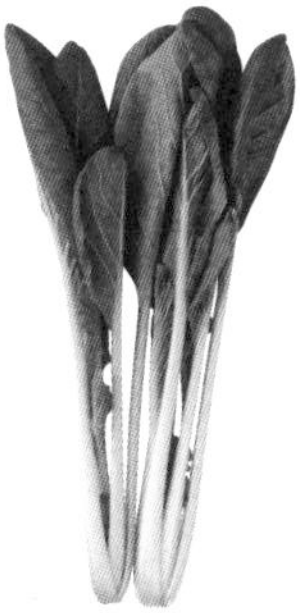

小松菜

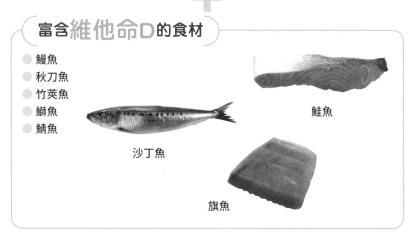

富含維他命D的食材

- 鰻魚
- 秋刀魚
- 竹莢魚
- 鰤魚
- 鯖魚

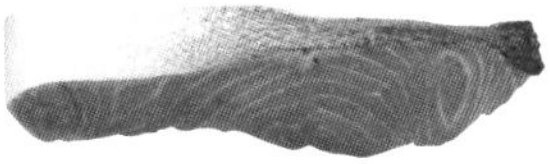

鮭魚

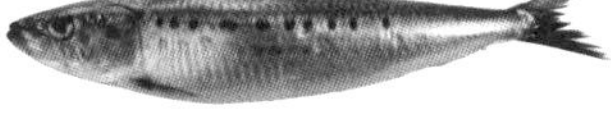

沙丁魚

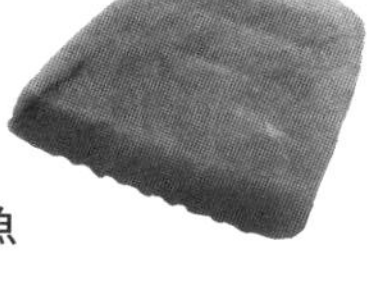

旗魚

D 較多的妳屬於

豐腴肉肉姐 血糖過低型

攝取過量醣類將導致身心不適

大部份的「豐腴肉肉姐」都喜歡吃甜食，又或是麵包、麵類等碳水化合物。如果妳一肚子餓就心浮氣躁，飯後總感到想睡或倦怠感，代表可能有低血糖的問題。低血糖是大腦的「求糖信號」，所以才會一直想吃甜的，形成「肉肉」體型。此外，攝取過多醣類還會降低專注力和記憶力。

若不降低醣類攝取量，不僅會罹患糖尿病，還可能發展出憂鬱症等心理問題，千萬不可小覷！

請務必善選
醣類
from智春老師

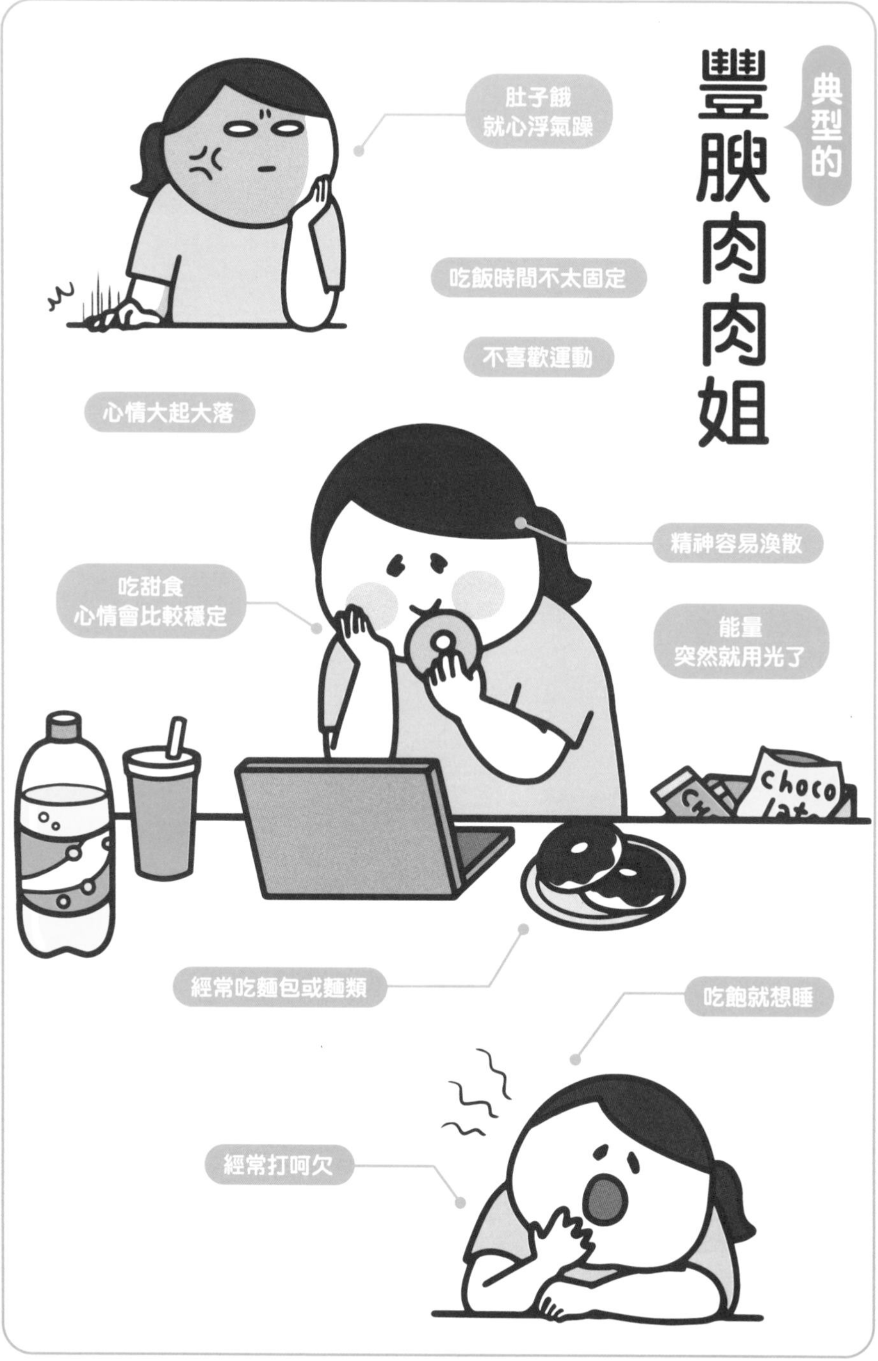
典型的
豐腴肉肉姐
肚子餓
就心浮氣躁
吃飯時間不太固定
不喜歡運動
心情大起大落
精神容易渙散
吃甜食
心情會比較穩定
能量
突然就用光了
choco
經常吃麵包或麵類
吃飽就想睡
經常打呵欠

原因在此

血糖不穩易引發低血糖，讓妳囤積更多脂肪

醣類應慎選種類，注意吃法

過多的醣類會引發低血糖。血糖一般是於進食後一小時後達到巔峰，再用三、四小時的時間慢慢下降。**有些醣類會導致血糖不穩，當血糖快速降低時，就會出現低血糖症狀。**現代食品大多含醣，許多人在不知不覺間成了「多醣體」，長期間攝取過多醣類的人也不在少數，甚至不知道醣類就是讓自己每天不舒服的「罪魁禍首」。

血糖急速上升後，胰臟就會分泌胰島素來抑制血糖。胰島素有「同化荷爾蒙」之稱，它會將剩餘的醣儲存成中性脂肪。「減醣瘦身法」就是基於這個機制，透過「限醣」來避免血糖急速上升，藉此降低脂肪。如果妳覺得自己最近很容易變胖，請務必重新規劃飲食內容。

醣類（葡萄糖）是大腦的能量來源，是身體的必備營養素，但千萬不可攝取過量。那麼，要怎麼做才好呢？請各位記住一個原則，那就是「**讓血糖緩緩上升**」——選擇能讓身體「慢

慢吸收醣類」的食品，盡量在固定時間吃飯，因為長時間空腹後進食會使血糖狂飆猛降。建議各位可將自己進食的時間、內容、飯後的不適症狀記錄下來，再來思考如何改善。

妳也有這些狀況嗎？

① 經常不吃早餐，吃飯時間不固定

若沒有吃早餐，吃完午餐血糖會立刻飆高，所以早上無論如何都要吃點東西。

② 對麵包、麵類、白飯情有獨鍾

跟白飯、麵包比起來，食用精緻程度較低的糙米、全麥粉血糖上升得較慢，在此推薦給大家。

③ 經常吃零食、蛋糕、水果等甜食

不用說大家也知道，空腹時請不要吃甜麵包或蛋糕這類甜食。

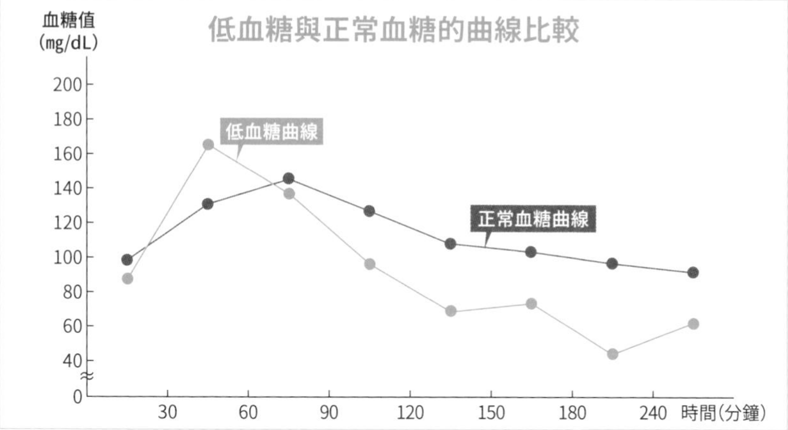

飲食建議

選擇升血糖較慢的食物，搭配能促進代謝的維他命B

調動食用順序，減緩醣類吸收

要如何預防飯後低血糖呢？**重點在於慎選醣類**。尤其是餐餐都要吃的主食（碳水化合物），應避免會使血糖急速上升的麵包、麵類、白飯，改吃速度較慢的五穀或蕎麥麵。**吃的順序也很重要**，膳食纖維能減緩醣類吸收，**食用順序應遵照「蔬菜↓肉・魚・雞蛋等蛋白質食材↓最後才吃碳水化合物」為佳**。此外，**維他命B可提升醣類轉換成能量的效率**，豬肉則含有豐富的維他命B，還請大家多多食用。

請各位參考下一頁的「常見食物GI值一覽表」。蔬菜中的南瓜、玉米的GI值較高，馬鈴薯、地瓜等薯類，以及蓮藕、牛蒡等根菜類也屬於高GI值食物。這些食物會使血糖快速上升，還請多加注意。

Check! 妳吃對「醣」了嗎？

GI值（升糖指數）為飯後血糖值的上升度指數。
數值愈低，血糖上升得愈慢。
我們應避開食用高GI值食品，盡量選擇選擇低GI值食品。

常見食物的GI值一覽表

米・麵包	發芽米	54
	五穀	55
	糙米	56
	白米	84
	全麥吐司	50
	黑麥吐司	58
	貝果	75
	吐司	91
	法國麵包	93
麵類	粉絲	32
	全麥義大利麵	50
	拉麵（生）	59
	中華麵	61
	義大利麵（乾）	65
	烏龍麵（生）	80
	米粉	88
大豆產品	豆漿	23
	豆腐	42
	炸豆皮	43
	油豆腐	46
卵・乳製品	牛奶	25
	原味優格	25
	雞蛋	30
	切片起士	31
肉・魚・加工食品	蛤仔	40
	竹莢魚	40
	沙丁魚	40
	鰹魚	40
	雞腿・雞胸・雞里肌	45
	豬五花・豬里肌	45
	豬絞肉	45
	牛腰肉・牛五花・牛舌	45
	火腿・德式香腸	46
	培根	49
	竹輪	55
蔬菜・薯類・菇類	菠菜	15
	萵苣	23
	大白菜	23
	鴻禧菇	27
	杏鮑菇	29
	洋蔥	30
	西洋南瓜	65
	玉米	70
	胡蘿蔔	80
	馬鈴薯	90
水果	草莓	29
	柳橙	31
	香蕉	55

資料來源：《簡單易懂！低胰島素減肥法完全攻略手冊》（原文：一番わかりやすい低インシュリンダイエットの本　完全攻略版，朝日新聞社出版）

E 較多的妳屬於

屁聲連連姐 腸胃不適型

惡劣的腸道環境是妳不舒服的主因

「屁聲連連姐」的腸胃狀況明顯比以前差，像是吃完飯總覺得難以消化，不是便祕就是拉肚子，每天都滿肚子「氣」，三不五時就放屁……等。為什麼吃的東西跟以前差不多，生活也沒有太大的改變，腸胃卻變得這麼差呢？事實上，這些症狀可能是身體向妳發出的警訊，告訴妳腸道菌叢失衡了！

腸道不只是消化器官，還跟大腦、免疫密切相關，其影響力遍及全身上下。像是口瘡、成年痘、過敏症狀等皮膚和黏膜的健康問題，都跟腸道不適有關。

你的腸道超不健康
from智春老師

典型的
屁聲連連姐

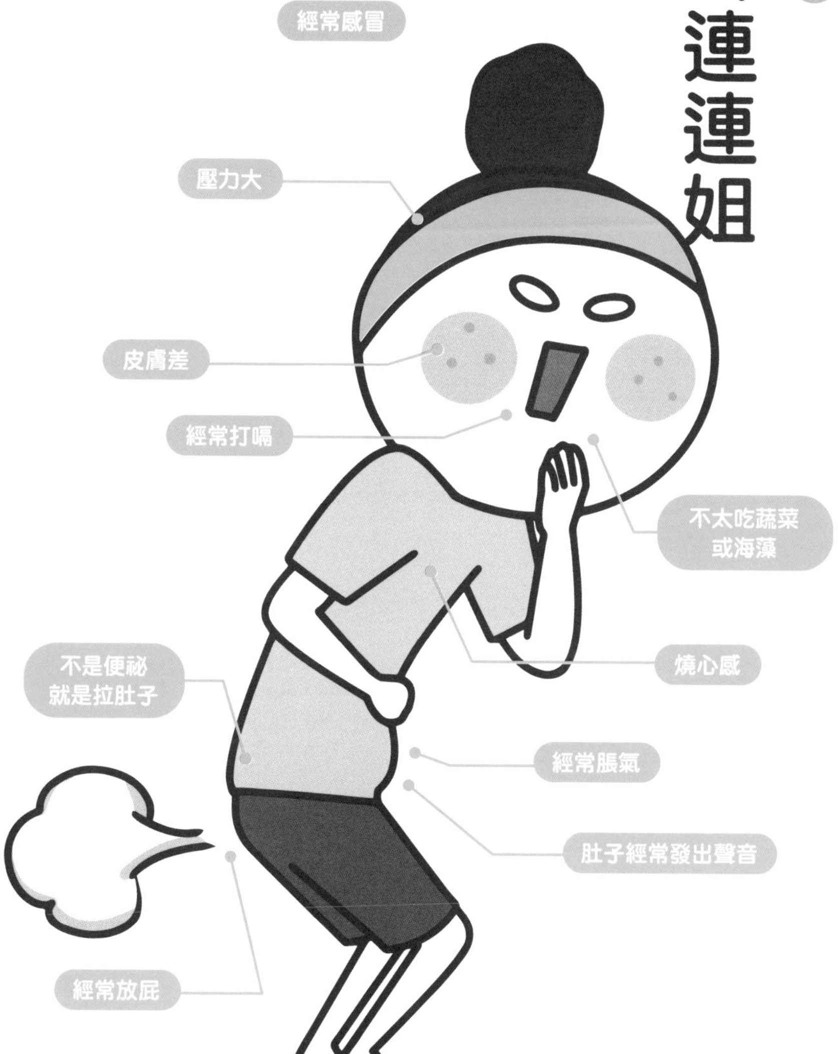
經常感冒
壓力大
皮膚差
經常打嗝
不太吃蔬菜
或海藻
燒心感
不是便祕
就是拉肚子
經常脹氣
肚子經常發出聲音
經常放屁

原因在此

腸道菌叢失衡，一過四十五歲好菌就會快速減少

腸道不適也會影響免疫力和心理健康

我們的腸道分為兩段，一是負責吸收營養的小腸，二是負責吸收水分、形成糞便的大腸。說了妳別嚇到，腸道裡的細菌總數超過一百兆個！其中有兩成為好菌，一成為壞菌，七成為伺機菌。伺機菌會成為優勢菌群的同伴，因此，只要壞菌佔上風，腸內菌叢就會失衡，讓身體出現諸多不適。**過了四十五歲，腸內的好菌比例就會急速減少，這時用飲食「整腸」就變得非常重要。**

腸道有「人體第二大腦」之稱，它是我們體內唯一能夠自行判斷、不聽大腦指示的臟器。事實上，腸道的功能可不僅止於消化和吸收，**人體有七成的免疫細胞都在腸道裡**，幫忙驅趕侵入體內的異物和病毒細菌。此外，腸道裡還有神經元與大腦連結，**人體有九成的血清素（快樂荷爾蒙）都是由腸道而來**，說腸道是人體身心健康的「掌門人」也不為過。

腸道菌叢對瘦身和養膚也有幫助，這也是現今「腸活（保養腸道）」蔚為一股風潮的原因。但要注意的是，有時保養腸道反而會出現腸胃不適的現象。最近愈來愈多人有「**小腸菌叢過度增生（Small Intestinal Bacterial Overgrowth，簡稱 SIBO**，詳情請參照74頁）」的問題，有些不適合棲息在小腸的菌種，在增生發酵後會產生氣體，這時若繼續攝取膳食纖維或發酵食品，這些菌種的活力就會增加，進而引發不適症狀。因此，如果妳經常打嗝脹氣，不是便祕就是拉肚子等問題，請先不要從事「腸活」。

妳也有這些狀況嗎？

① 不太吃蔬菜和海藻

蔬菜和海藻含有豐富的膳食纖維，可成為好菌的養份，應積極攝取。

② 經常服用抗生素

抗生素殺菌不分好壞，只能在必要時服用。

③ 經常吃多醣食品

醣類會增加腸道壞菌的活力，不可攝取過量。

妳知道嗎？
人類的腸道細菌重量可是有1.5公斤喔！

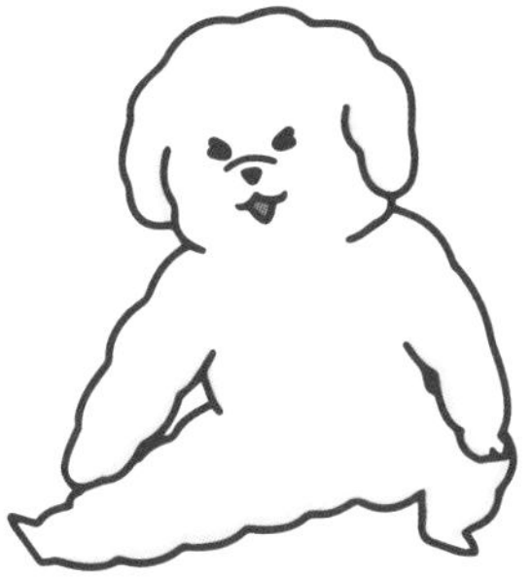

飲食建議

乳酸菌食品可增加好菌，同時為好菌提供養份

「腸」吃日本食物好處多

要解決腸道不適，**首要之務就是讓好菌在腸道內佔上風。**建議大家可以**每天食用含有好菌的食品（益生菌）**，比方說，優格中的「乳酸菌（Lactic acid bacteria）」就是典型的益生菌；日本傳統發酵食品如味噌、納豆、米糠醃菜等，都含有豐富的「酪酸菌（Clostridium Butyricum）」。日本人因自古以米飯為主食，腸道內存有讓人不易變胖的「普雷沃氏菌（Prevotella）」。糙米配味噌湯、醬菜，是對腸道最好的菜單。

另一種較為人所知的好菌為「雙叉乳酸桿菌（Bifidus）」。**成人期的腸道擁有大量的雙叉乳酸桿菌，但會隨著年齡增長逐步減少。我們應食用含有好菌的食品（益生菌）來補充雙叉乳酸桿菌**，像是含有寡糖的食材、富含水溶性或非水溶性膳食纖維的食材……等，每天用飲食整頓腸內環境。

妳今天「整腸」了嗎？

多攝取能增加好菌、餵養好菌的食物，打造最優質的腸道環境。

有助增加好菌的食物

代表性好菌有「雙叉乳酸桿菌」和「乳酸菌」。發酵食品中含有乳酸菌，寡糖食品可餵養雙叉乳酸桿菌，幫助菌種繁殖。

發酵食品

- 優格
- 起士
- 味噌
- 米糠醃菜
- 納豆

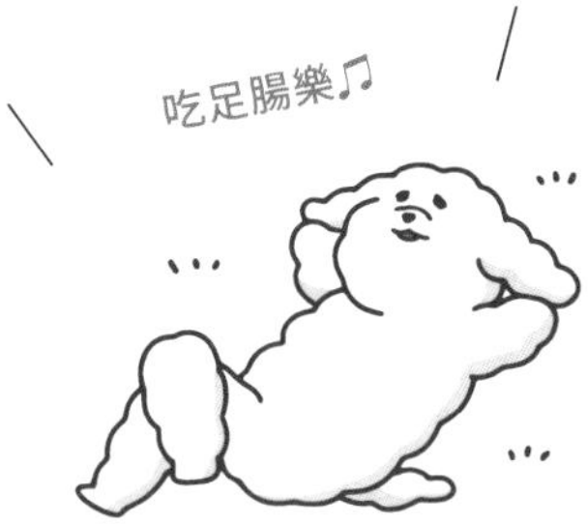

＋

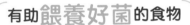

有助餵養好菌的食物

膳食纖維可分為「水溶性」和「非水溶性」兩種，水溶性膳食纖維可餵養好菌，非水溶性膳食纖維主要用來增加糞便體積。

富含水溶性膳食纖維的食物

- 大麥
- 里芋
- 海藻（裙帶菜、昆布、羊栖菜等）
- 黃麻菜
- 奇異果

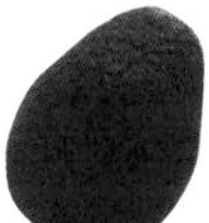
酪梨

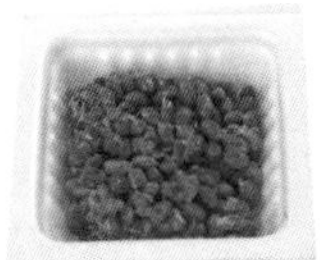
納豆

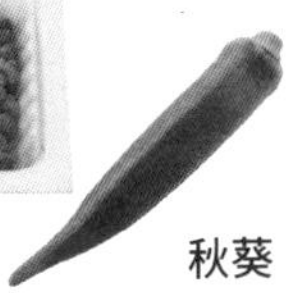
秋葵

富含非水溶性膳食纖維的食物

- 糙米
- 豆類（大豆、毛豆等）
- 花椰菜
- 蘿蔔乾
- 薯類（馬鈴薯、地瓜等）

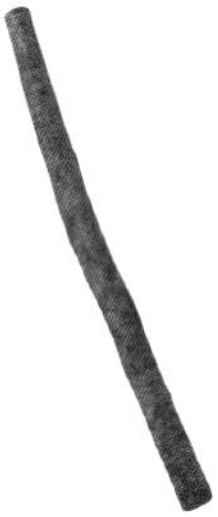
牛蒡

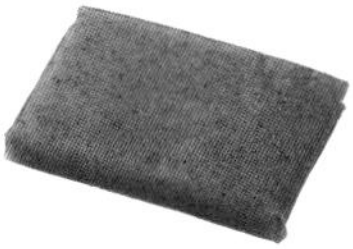
蒟蒻

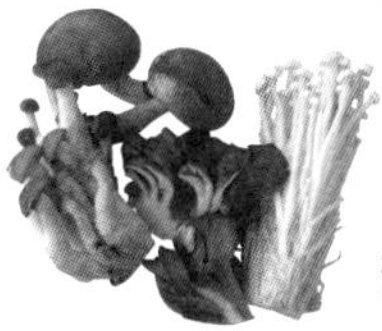
菇類

注意！五種類型的「易發時期」

看完這五種類型，各位覺得如何呢？每種不適類型都有各自的肇因和不當生活習慣，妳是不是也被說中了呢？

如果妳屬於不只一種類型，可能會導致不同的健康問題。以缺乏鐵質的「頭暈目眩姐」為例，很多人都長期飽受缺鐵之苦，人體在發育期間會使用大量的鐵質來長高，再加上女性在初經到停經之間，每次生理期都會流失鐵質，要「儲鐵」其實相當困難。「頭暈目眩姐」若同時屬於其他類型，應盡早發現盡早「補鐵」，對改善健康更有助益。如果妳同時是血糖過低的「豐腴肉肉姐」和腸胃不適型的「屁聲連連姐」，兩者的主要肇因都是飲食不均跟生活亂序，只要改善飲食跟生活習慣，就能很快重拾健康。同時屬於荷爾蒙失調型的「精神緊張姐」和關節疼痛型的「隱隱作痛姐」的人，則跟女性荷爾蒙息息相關，超過四十歲後應特別注意。在此要特別提醒大家，骨骼關係到女人的一生，更年期結束後也要繼續追蹤改善，維持骨骼健康。

只要釐清哪些階段可能出現哪些健康問題，就能準確掌握身體狀況，管理出健康快樂的後段人生。

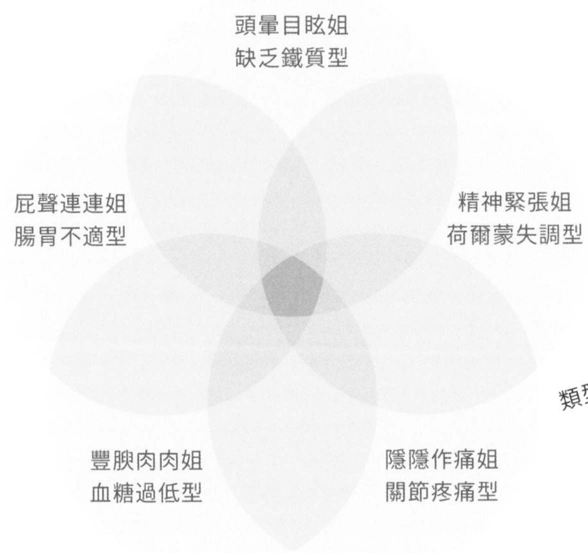

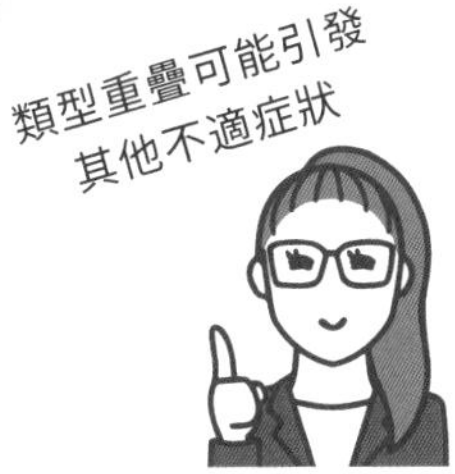

妳的蛋白質夠嗎？

「現代型營養失衡」已然成為現代人的健康問題，很多人攝取了足夠的熱量，必要的營養素卻不夠，而蛋白質就是其中之一。

事實上，這五種類型的共同肇因就是「蛋白質不足」。人體每一公斤每天需要的蛋白質量為一～一點五克，比方說，體重五十公斤的人，每天需要五十到七十五克的蛋白質。雖說每種肉的蛋白質含量不同，但換算成肉的重量，大約是二百五十到三百八十克左右。胺基酸會在烹煮的過程中流失，所以必須吃更多的肉量才能達標。除了一天三餐，點心也要補充蛋白質喔！

為「小腸菌叢過度增生（SIBO）」而苦的人愈來愈多了！？

「小腸菌叢過度增生」是一種細菌在小腸內異常增生的疾病。聽到這裡，妳是不是也嚇了一跳呢？「腸道菌叢」一般給人對人體有益的印象，**但其實，小腸內的細菌數量非常少，大多細菌都棲息於大腸之中。**在消化的過程中，胃部會將消化物先送到小腸，之後再送到大腸。如果胃酸或膽汁分泌不足，又或是壓力太大影響腸胃蠕動，未消化物就會進入小腸，導致細菌在小腸內增生，產生氫氣和甲烷。

要檢查小腸菌叢是否過度增生，必須檢測呼吸中的腸內氣體量，氫氣過多會導致腹瀉，甲烷太多會導致便祕。確定有過度增生的問題後，除了吃醫生開的處方藥，還必須重新規劃飲食內容。只要避開四種小腸難以吸收的醣類（發酵性碳水化合物，又稱FODMAP），症狀就會有所改善。**每種主食跟水果含有的醣類都不同，有些容易引發小腸菌叢增生，有些則不會。**

如果妳已做過胃部跟大腸的檢查，卻還是查不出腹痛、腹瀉、便祕的原因，建議可以接受小腸菌叢增生的檢測，或許問題就出在小腸喔！

健康選邊站：哪個食物較不會引發小腸菌叢增生？

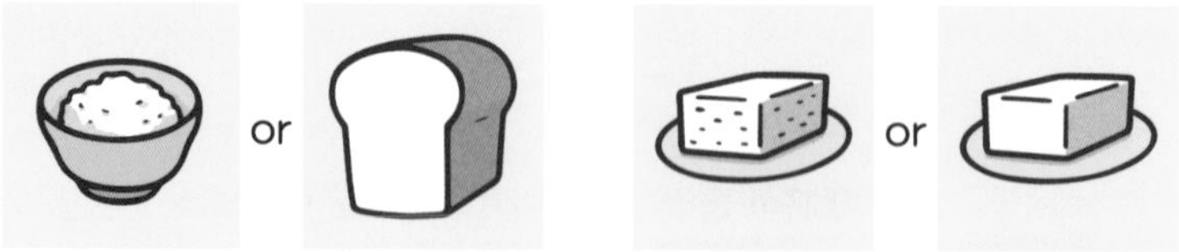

白米　麵包　木棉豆腐　嫩豆腐

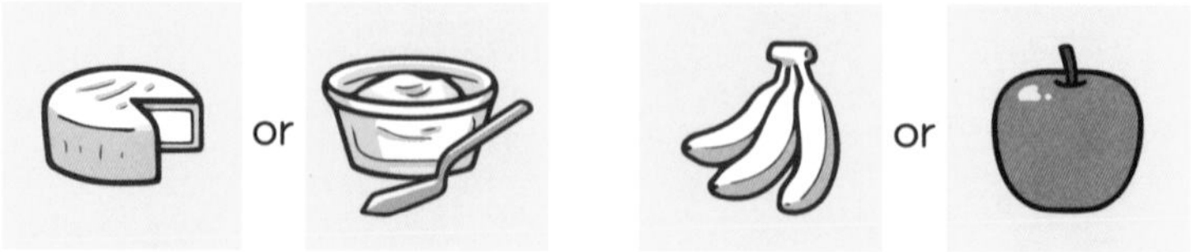

卡門貝爾乳酪（Camembert）　奶油乳酪　香蕉　蘋果

解答：左方食物（白米、木棉豆腐、卡門貝爾乳酪、香蕉）較不會引發小腸菌叢過度增生。

chapter

3

「老太婆」不是一天造成的

是人都會老，

但老得快不快、美不美，就要看個人功夫了。

老化會呈現在我們的外表上，

像是皺紋、黑斑、鬆弛、髮量減少……等。

本章將外表的老化分為三種類型，

分析老化加快的原因，

教大家如何從內到外防止老化！

AGE 25

漂亮女人

漂 亮的年輕臉蛋

亮 麗的職場表現與豐富的感情生活

女 人都曾經耀眼過

人 人都會老

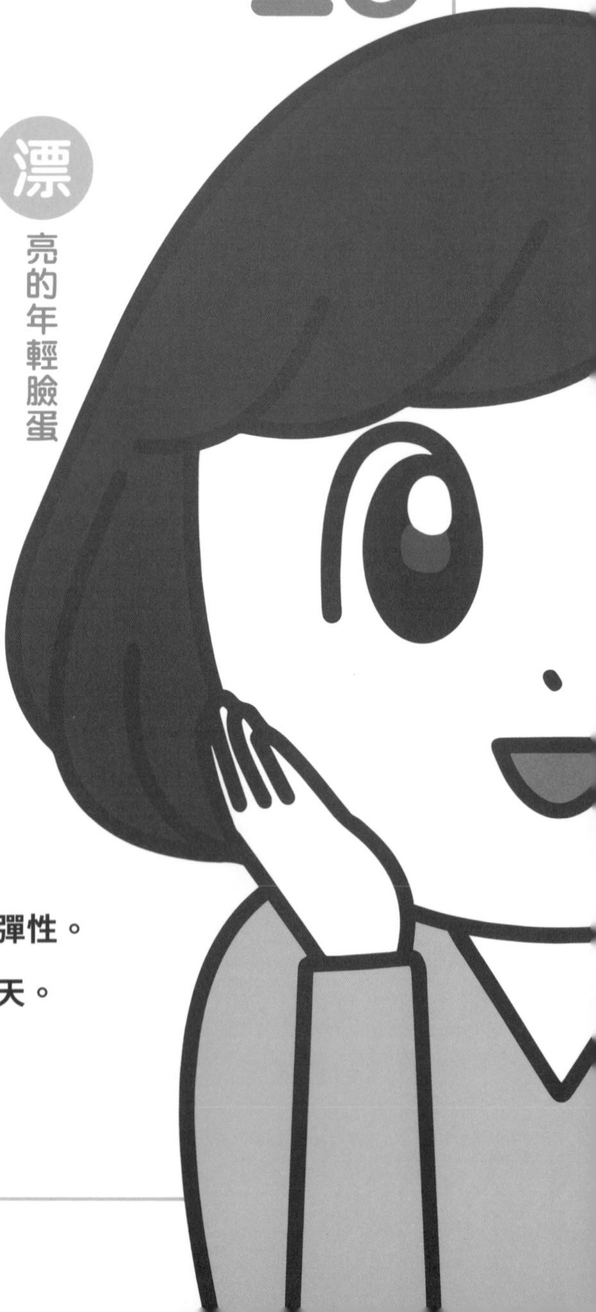

頭髮**閃亮動人，健康有彈性。**

肌膚代謝週期**為二十八天。**

擁有一生中最大骨量**。**

AGE 45

Time goes by.

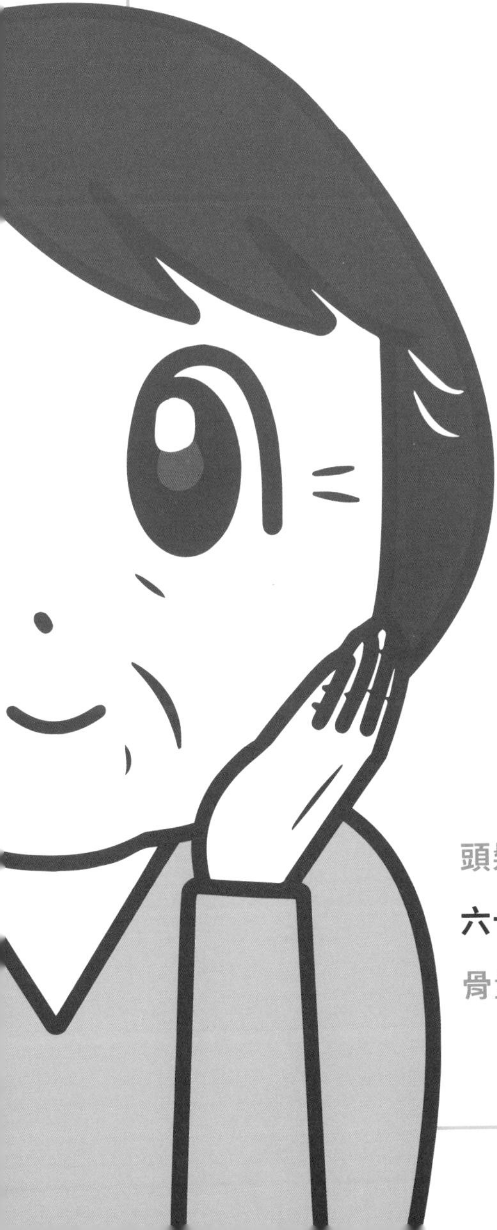

就從今天開始
是時候重拾以往光芒
妳要再度由內而外閃閃發光

頭髮**開始變白，整體髮量下降。**

六十歲的肌膚代謝週期**為一百天。**

骨量**開始減少。**

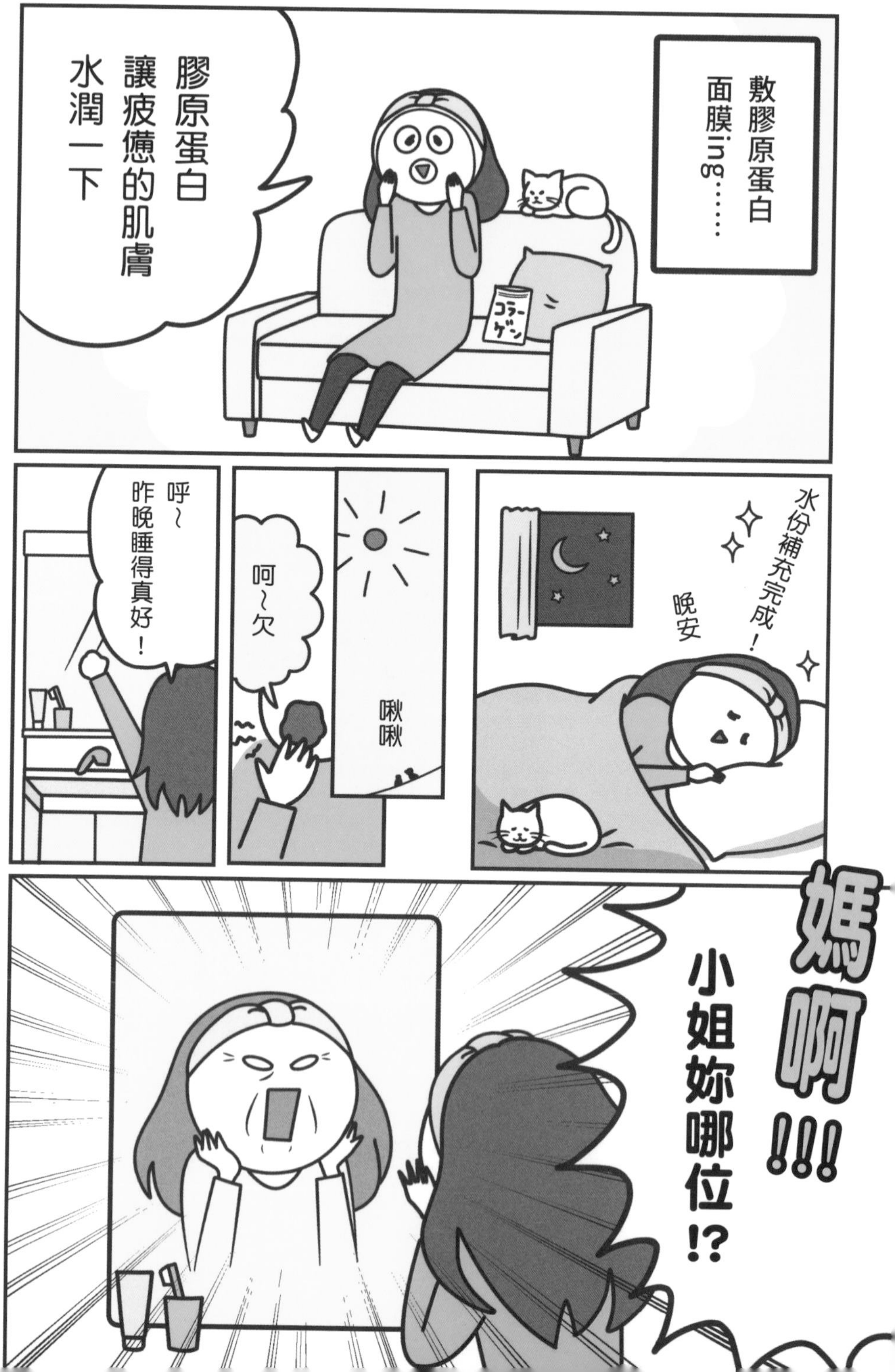
敷膠原蛋白
面膜ing……
膠原蛋白
讓疲憊的肌膚
水潤一下
コラーゲン
水份補充完成！
晚安
啾啾
呵～欠
呼～
昨晚睡得真好！
媽啊!!!
小姐妳哪位!?

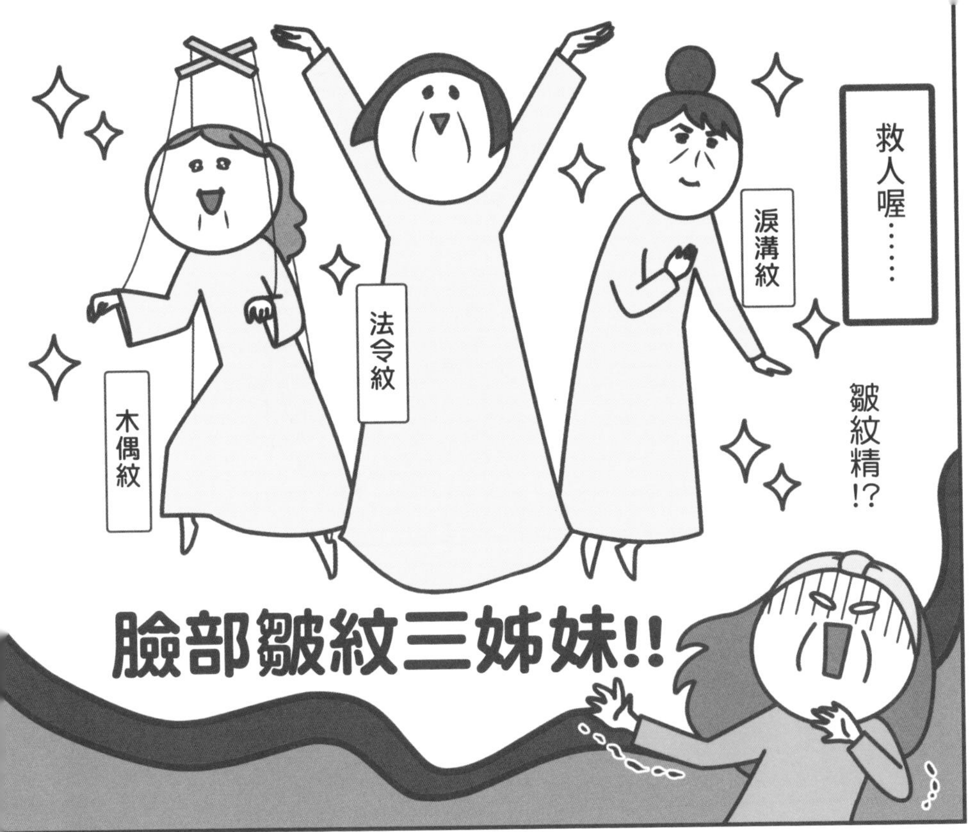
救人喔……
淚溝紋
皺紋精!?
法令紋
木偶紋
臉部皺紋三姊妹!!

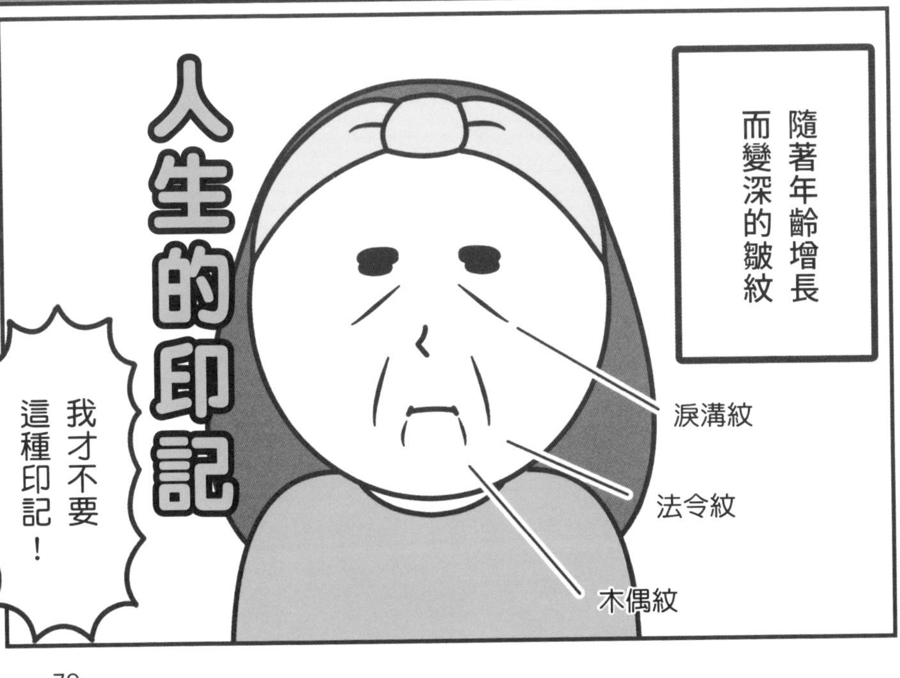
隨著年齡增長
而變深的皺紋
人生的印記
淚溝紋
法令紋
木偶紋
我才不要
這種印記!

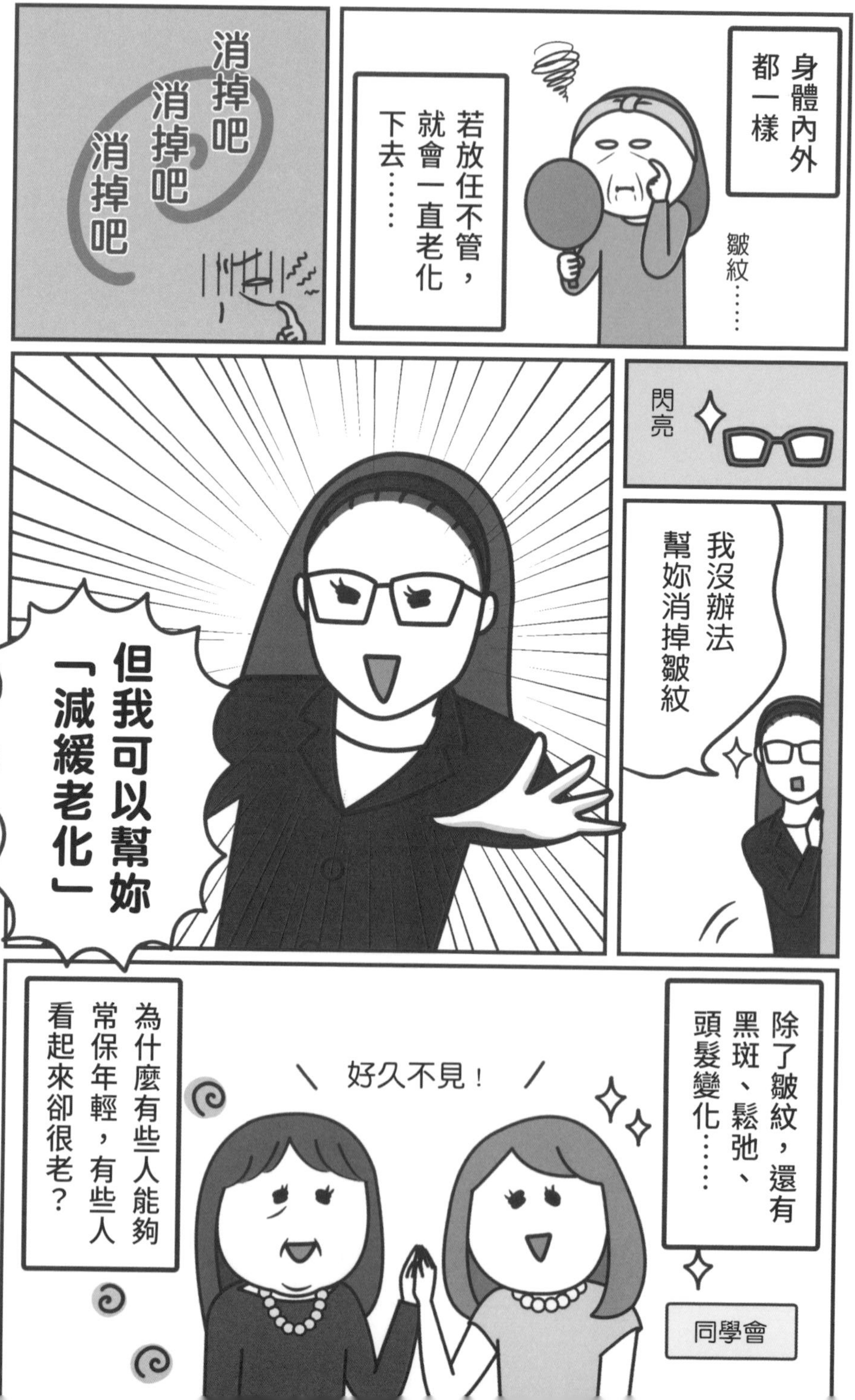
身體內外都一樣
皺紋……
若放任不管，就會一直老化下去……
消掉吧
消掉吧
消掉吧
閃亮
我沒辦法幫妳消掉皺紋
但我可以幫妳「減緩老化」
除了皺紋，還有黑斑、鬆弛、頭髮變化……
好久不見！
為什麼有些人能夠常保年輕，有些人看起來卻很老？
同學會

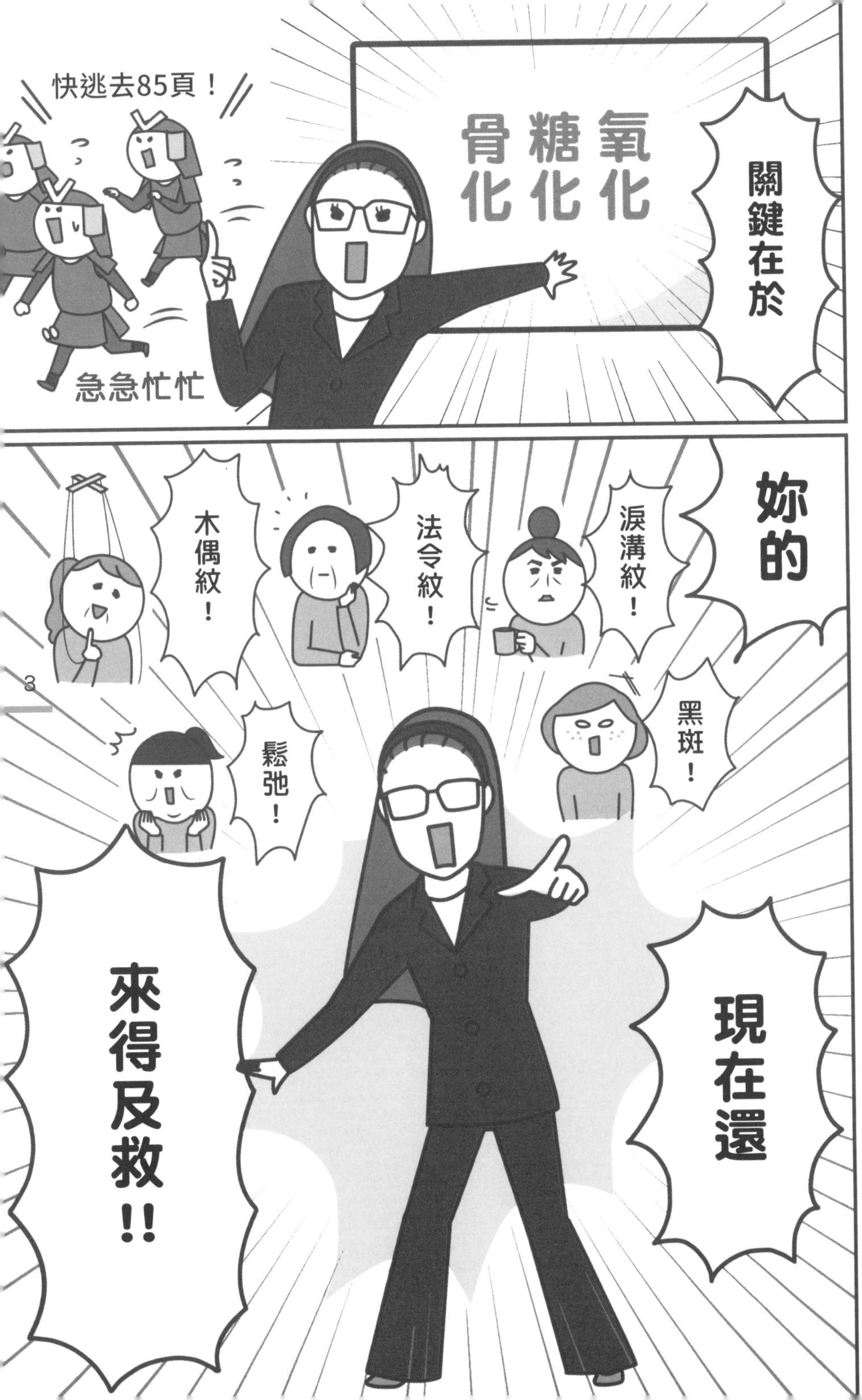

關鍵在於
氧化
糖化
骨化
快逃去85頁！
急急忙忙
妳的
淚溝紋！
法令紋！
木偶紋！
黑斑！
鬆弛！
現在還
來得及救!!

請妳跟我「慢慢變老」

比起體內那些看不到的變化，人對「看得見的改變」較為敏感。女人在四十歲過後，照鏡子經常會發現自己外表的變化，像是皮膚愈來愈鬆弛，身材不如從前……等。

每個人都會老。我們並非追求逆天而行的「凍齡」，而是「慢老」，也就是坦然接受年齡帶來的變化，減緩老化速度。明明年齡相同，為什麼有些人看起來就是比較年輕有活力呢?當上生命分析師後，我不斷研究這個問題，後來我發現，人的外貌和健康是成正比的。本章將外表的變化分成三個種類進行解說，因健康和外表彼此相關，只要學會讓外表常保年輕的「慢活知識」，就可以運用在健康管理上，一舉兩得喔！

在進入正題前，我想先跟大家談談與肌膚老化息息相關的「潤澤成份」。大家比較熟知的如玻尿酸（Hyaluronic Acid）和軟骨素（Chondroitin sulfate），都是人體可以自行製造的。潤澤成份的製造量於二十歲到達巔峰，到了六十歲就只剩二十歲時的四分之一。體內的潤澤成份會隨著年齡增長而流失，就拿具有優秀保濕力的玻尿酸來說吧，過了四十五歲，玻尿酸製造量就會像坐雲霄飛車一般急速下降；過了六十歲，體內的葡萄糖胺（Glucosamine）也會逐步減少。

在年齡的影響下，我們的臉部變化可以分為「氧化」、「糖化」、「骨化」三種類型。老化與年齡、環境、飲食等因素息息相關，每個人的狀況都不同。本章將針對「氧化」、「糖化」、「骨化」進行詳細說明，分析引發老化的生活與飲食習慣，請大家務必將這些注意事項運用在今後的「慢老生活」中。

每個人每年都會長一歲，在相同的條件下，只要妳肯努力，就會與別人有所差別。就我自己的經驗而言，比起「妳好年輕喔！」，我更喜歡聽人家說「妳都沒變吔！」。所謂「慢老」，就是盡可能地維持現在的狀態。想要開心變老，就從能力範圍內開始做起！

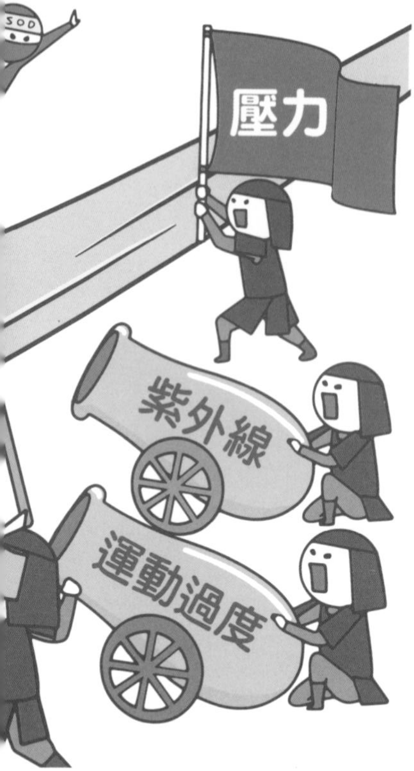

【黑斑氧化型】

妳的身體生鏽了!?

妳的體內正發生活性氧之亂

活性氧不能太多，小心細胞生鏽！

「我從年輕就很注意防曬，為什麼還是長了黑斑呢？」——如果妳也有這樣的疑惑，**代表妳的皮膚可能已經「氧化」了**。

什麼是氧化呢？簡單來說，就是氧氣跟各種物質結合所引發的化學反應。大家比較熟悉的例子包括「金屬生鏽」、「蘋果切口變色」、「老油發出怪味」……等。物質＋氧氣＝劣化。

人為了維持生命必須不斷呼吸，**吸進體內的氧氣有一部份會轉變成「活性氧」這種不穩定物質，當活性氧過量產生，就會攻擊體內的細胞**，進而引發氧化。

表皮細胞受到活性氧的攻擊而氧化，就會

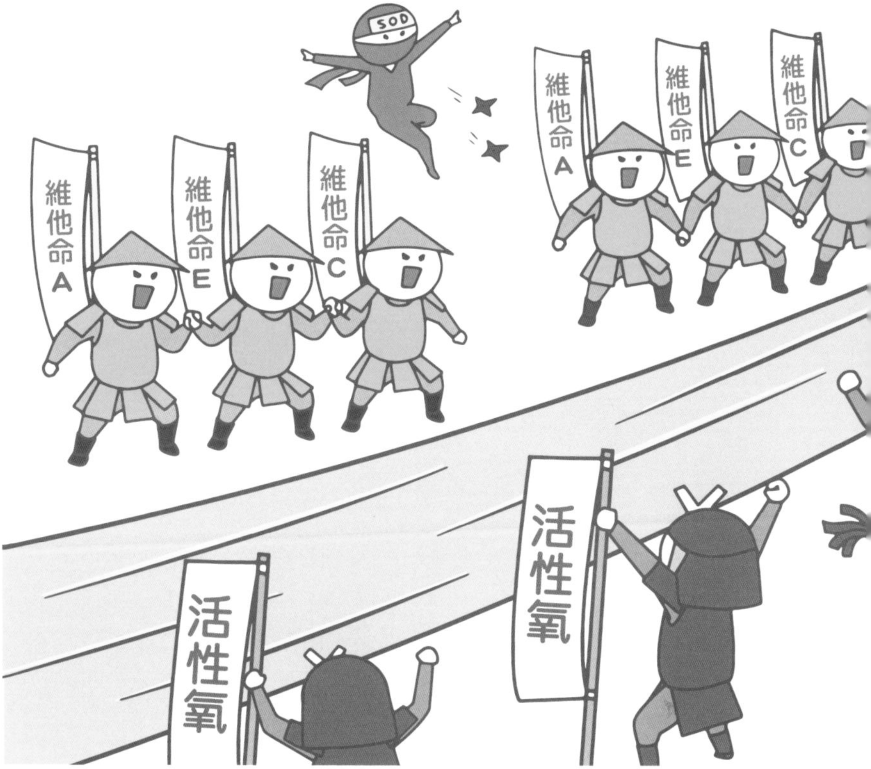

產生黑斑，髮根細胞受到攻擊則會形成白髮。人體本身具有消除活性氧的酵素（Superoxide Dismutase，簡稱SOD，超氧化物歧化酶），可抵擋活性氧對細胞的攻擊（維他命A、C、E也會協助防禦工作，詳情請參照89頁）。

然而，**過了四十歲後，這些酵素就會減少，隨著對活性氧的防禦力下降**，皮膚的屏障功能也會降低。二十歲的肌膚代謝週期為二十八天，六十歲則需要一百天。也因為這個原因，年紀愈大，黑斑就愈難消除，傷口也較難癒合。

不僅如此，過量的活性氧還會阻塞血管，導致細胞癌化。過了四十歲後請務必多加注意，不要任由活性氧肆意妄為。

有這些狀況請注意！

- □ 長時間暴露在紫外線或光照下
- □ 長時間使用電腦或智慧型手機
- □ 從事高強度有氧運動
- □ 壓力很大
- □ 經常吃零食點心、沖泡食品
- □ 經常購買市面上的油炸物
- □ 喜歡喝酒
- □ 很少吃黃綠色蔬菜
- □ 從年輕開始就經常長黑斑
- □ 皮膚偏乾燥肌

除了紫外線，電腦和智慧型手機的藍光也會造成氧化壓力。市面上的油炸物通常都已起鍋一段時間，油會隨著放置時間氧化，應盡量避免食用這類食物。想吃炸的，就在自己家現炸現吃吧！

拒當「鏽女」：妳需要隔絕紫外線與正確的生活習慣！

不想淪為「鏽女」，首先應特別注意紫外線。**紫外線會使人體產生活性氧，引發表皮細胞氧化，加快老化速度。**一般而言，皮膚照到紫外線後，身體就會製造黑色素（Melanin）來保護表皮細胞，再透過皮膚的新陳代謝排出體外。若肌膚長時間曝曬在紫外線下，身體就會大量產生黑色素，並將剩下的黑色素儲存起來。這些色素會沈澱在遭活性氧攻擊而受創的部位，形成黑斑。

很多人防曬都忽略了眼睛。**當眼睛照射到紫外線，大腦就會下令製造黑色素，在皮膚上形成黑斑。**在陽光較強的時期，應戴上有抗紫外線功能的太陽眼鏡，幫眼睛「防曬」。

另外要提醒大家，某些生活習慣會引發「氧化壓力」。「氧化壓力」是指體內因活性氧過量，導致抗氧化力失衡的狀態。**風險因子包括抽菸、喝酒、飲食生活紊亂、運動過度（肉體壓力）……等。**為什麼不能運動過度呢？因為激烈運動會使心跳和呼吸加快，吸入大量的氧氣後，就會比平常產生更多的活性氧，引發氧化壓力。

這樣解決準沒錯！

徹底執行「抗氧化對策」

① 隔絕紫外線

② 避免氧化壓力

③ 攝取維他命A、C、E

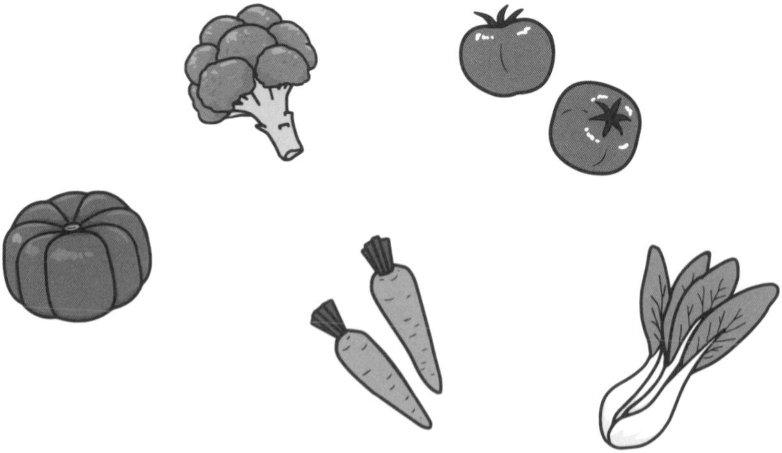

可食部位每一百公克含有六百微克（μg）
β-胡蘿蔔素的蔬菜是為「黃綠色蔬菜」。
人體會將β-胡蘿蔔素轉換為維他命A。

抗氧化的救世主：「王牌維他命」

「氧化黑斑型」的解決關鍵在於執行「抗氧化對策」。年紀愈大，體內能製造的酵素、抗氧化物質也就愈少，這時就必須靠飲食補充抗氧化營養素。建議大家可食用具有抗氧化作用的維他命A（β－胡蘿蔔素）、C、E，這三種又稱「王牌維他命（ACE）」，可抑制活性氧產生，防止細胞受傷，減緩老化速度。

維他命A富含於鰻魚、肝臟、鮟鱇魚肝中，有維持皮膚和黏膜健康之功效，也可保護眼睛。維他命E有「除鏽維他命」之稱，它具有強大的抗氧化作用，能保護細胞膜不被活性氧攻擊。維他命E也對女性荷爾蒙也有幫助，超過四十歲後，請務必積極攝取維他命E。富含維他命E的食物有扁桃仁、花生等堅果類，以及米糠油、葵花油、橄欖油。黃綠色蔬菜含有豐富的維他命A與維他命E，這兩種都屬於脂溶性維他命，跟油一起烹調吸收率更佳。

維他命C可回收抑制完活性氧的維他命E，維他命E則可回收維他命A，再次發揮抗氧化功能。因此，「王牌維他命」請務必三種一起攝取！

妳的身體燒焦了!?

鬆弛糖化型

糖＋蛋白質＝鬆弛的元兇！

「糖化」是目前備受關注的老化主因。氧化會導致「身體生鏽」，糖化則會造成「身體燒焦」。**「糖化」是指多餘的醣份與體內的蛋白質結合，導致細胞劣化的現象。**近幾年的研究顯示，**糖化產生的「最終糖化蛋白（Advanced Glycation End Products，簡稱AGEs）」是一種老化促進物質，除了會造成鬆弛和皺紋，還會引發各種疾病。**

要比喻的話，「糖化」就像是煎鬆餅。麵粉、砂糖等「醣類」與雞蛋的「蛋白質」混成麵糊後，下鍋煎焦的地方就是「糖化現象」。烤布丁上面的褐色焦糖，就是砂糖加熱後出現梅納反應（Maillard Reaction）的糖化現象。皮膚的膠原蛋白和血液都是由蛋白質所組成，血液中含糖量過多，就會引發糖化。**人體糖化會嚴重影響外表，膠原蛋白糖化後容易崩壞，導致皮膚失去彈性、鬆弛下垂**，再加上最終糖化蛋白是咖啡色的，會使整體皮膚看起來非常暗沉。此外，隨著年齡增長，糖化會使頭髮失去光澤和彈性，變得粗糙乾燥，讓人看起來更老。

糖化除了受年齡影響，跟「**每天飲食中的最終糖化蛋白**」更是息息相關。我們應注意飲食內容、飲食習慣和調理方法，避免血糖狂飆猛降，遠離會促進糖化的最終糖化蛋白。

蛋白質和過多的醣類攻擊膠原蛋白

最終糖化蛋白之亂

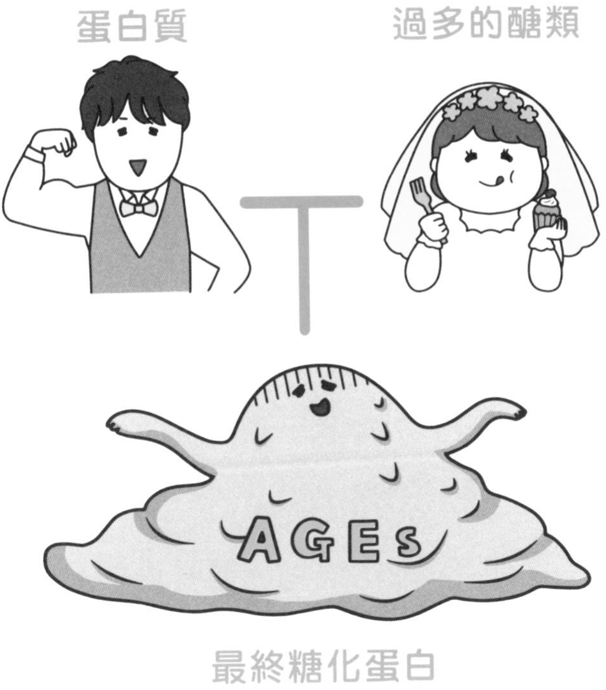

有這些狀況請注意！

- ☐ 經常不吃早餐
- ☐ 吃的碳水化合物大多都是麵包、烏龍麵、義大利麵
- ☐ 不太吃蔬菜和海藻
- ☐ 喜歡吃水果
- ☐ 喜歡吃燒烤、壽喜燒這類甜甜的食物
- ☐ 吃東西的速度很快
- ☐ 經常喝飲料
- ☐ 空腹也會吃甜點
- ☐ 運動不足，感覺肌肉量變少
- ☐ 臉頰肉或下巴肉鬆弛下垂

經常便祕或拉肚子的人，可能有醣類攝取過量的問題，這些醣類會成為腸道壞菌的養份。此外，慢性睡眠不足會使空腹血糖難以上升，進而影響脂肪代謝。妳現在比以前容易發胖嗎？請注意！那是身體對妳發出的「鬆弛警訊」。

醣類要善選！空腹用餐應特別注意

「糖化」顧名思義，就是「與糖發生化學變化」所引起的現象，所以要特別注意食用的種類和時間。碳水化合物主食中含有大量醣類，碳水化合物是由膳食纖維和醣類組成，每種食物的含有比例不同。膳食纖維比例較低的主食如**白米、精緻小麥製成的麵包、烏龍麵，食用後血糖會急速上升**。在此要特別提醒大家，砂糖的膳食纖維含量為「零」，是讓血糖狂飆猛降的代表性食材。此外，馬鈴薯燉肉、壽喜燒這類甜度較高的菜餚，都是由**大量砂糖調味而成，這些砂糖經加熱會變質為最終糖化蛋白**，可不能太常吃。

進食的時間和方式也很重要。**空腹食用醣類會導致血糖值飆升**，請勿在空腹時吃甜食，也不要從碳水化合物開始吃。**咀嚼能抑制血糖上升**，吃東西應細嚼慢嚥。

肌肉是人體存放醣的倉庫，更年期後肌肉減少，多出來的醣就會無處可去，進入血液當中，導致血糖值變高。這時若維持跟年輕時一樣的食量，身體就會持續糖化。若再加上運動不足，吃進的熱量無法燃燒殆盡，糖化速度就會更快。在此提醒各位，**隨著年紀增長，一定要好好控制醣類攝取量。**

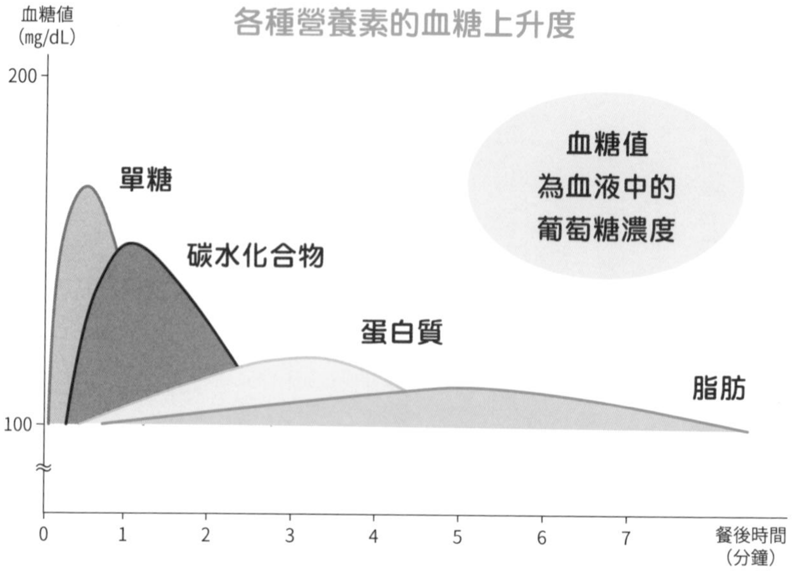

資料出處：《糖尿病的療養指導二〇〇七年版》日本糖尿病學會（診斷與治療社出版）

拒當「肉鬆女」：從GI值較低的蔬菜開始吃

糖化有兩個解決方法，**一是控制飲食讓血糖穩定，二是減少最終糖化蛋白。**

控制血糖可參考食物的「升糖指數」，也就是所謂的「GI值」（請參照65頁）。用餐時，應秉持「蔬菜優先」的原則，**從GI值較低的蔬菜吃起，再來是肉類、魚類、雞蛋，最後才吃GI值較高的主食（碳水化合物）**。除了順序，善選主食也很重要。比起白米，應選擇膳食纖維含量豐富的五穀，加入大麥後的GI值更低。建議大家可將**碳水化合物搭配油類烹調，血糖值會上升得較慢**，像是油醬全麥義大利麵，又或是經過油炒的炒飯。這些主食熱量雖高，卻

這樣解決準沒錯！

阻止血糖狂飆猛降

① **從蔬菜開始吃**

Vegetable First（蔬菜優先）

② **不是「斷醣」，而是「選醣」！**

③ **在調理方法上下功夫**

不會讓血糖急速上升。但還是要提醒大家，無論吃什麼，都應從蔬菜吃起。

烹調方式也是減少最終糖化蛋白的關鍵之一，依最終糖化蛋白從少到多排列為**生吃↓水煮・蒸↓煮↓炒↓煎・烤↓炸**。因此，如果妳要吃魚，烤魚會比炸魚好，吃生魚片更佳。就糖化與氧化的角度而言，油炸品都不是優質的選擇，尤其要避免起鍋很久的油炸物。

【皺紋骨化型】

妳的身體萎縮了!?

骨質密度減少，小心「皺紋」和「鬆弛」找上門

「骨化」是指骨質密度降低所引發的老化現象。女性停經後骨質密度會急遽下降，應盡早應對處理。耶魯大學（Yale University）的研究顯示，骨骼健康的人外表看起來較為年輕，肌膚也較有彈性。該研究公開後，大家開始關注骨骼與美容之間的連動關係。如果一個人四十歲時頭蓋骨重量為六百五十克，到了六十歲只會剩下兩百八十克。**頭蓋骨縮小後，表面多餘的皮膚就會形成皺紋和鬆弛。**也就是說，「保骨」可以防止外表的老化。

要維持骨骼健康，首先妳必須了解什麼是「鈣質矛盾（Calcium Paradox）」（※）。骨骼和牙齒中的鈣質佔全身鈣量的99％，**當鈣質攝取不足，身體為了補充，就會將儲存在骨骼和牙齒中的鈣質溶解進血液中。**多出的鈣質會在塞住細胞與血管後鈣化，成為動脈硬化和高血壓的風險因子。**雖說雌激素能阻止鈣質溶解**，但麻煩的是，停經後雌激素會大量減少，

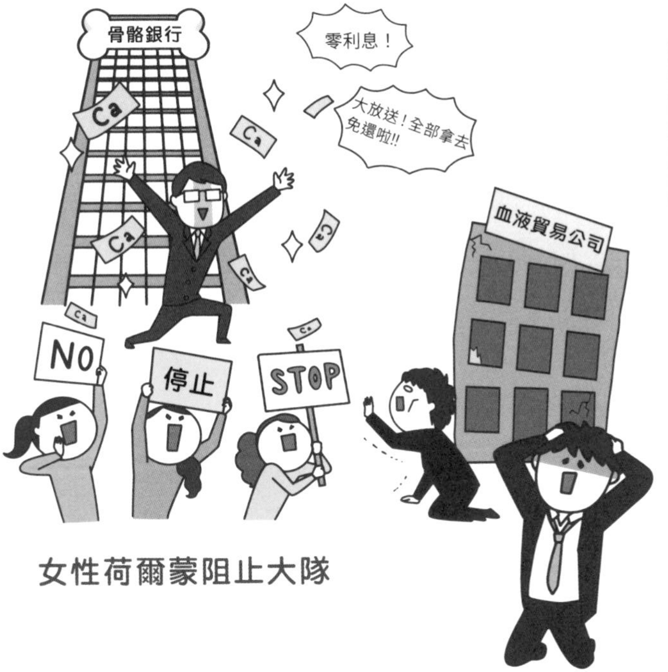

骨骼危機

妳的體內發生了「鈣質大恐慌」、

在這樣的情況下，鈣質就會持續溶解，導致身體不斷骨化。

我們可以透過「攝取營養」、「從腿部刺激骨骼」這兩種方式來增加骨質密度。但要注意的是，運動很難刺激到臉骨，建議可用頭皮按摩來預防臉部鬆弛。

※身體對鈣質不足進行補救措施，卻反而導致血液中鈣質過剩、引發鈣化，所以稱為「矛盾」。

有這些狀況請注意！

- [ ] 不喜歡吃乳製品，又或是沒有每天吃乳製品
- [ ] 沒有每天攝取肉、魚、蛋
- [ ] 經常喝酒、喝咖啡
- [ ] 交通方式多為開車或騎腳踏車
- [ ] 以前曾骨折
- [ ] 整體沒有變瘦，只有臉變小
- [ ] 身高比年輕時倒縮二～三公分
- [ ] 關節變粗，戴不下以前的戒指
- [ ] 記憶力變差

骨量減少會出現身高變矮、軟骨磨損導致關節變粗……等現象。如果妳最近總是莫名其妙跌倒，很可能是因為骨量減少而導致髖關節變形了。膠原蛋白能撐住骨骼的結構，蛋白質則是身體製造膠原蛋白的材料，平時應特別注意蛋白質的攝取量。

減肥過度小心弱化骨骼！

三十歲是人體骨量的巔峰，之後就會逐年下降。進入更年期後，隨著女性荷爾蒙減少，骨量會於停經後急速降低。因此，一個人的骨骼健不健康，關鍵在於三十歲前的鈣質儲存量。

導致骨量降低的因素可不只年齡。過度減肥也會使荷爾蒙失調，**吃的東西不夠、未攝取足夠的營養，身體就沒有足夠的保骨材料。**一般而言，體重和運動能對骨骼施予適當的壓力、增加骨骼強度。**當體重減輕到一個極致，骨骼的壓力減少，強度就會隨之下降。**曾過度減肥的人應特別小心，因為妳可能已經有骨密度不夠的問題了。這也是瘦子通常骨骼比較脆弱的原因。

攝取足量鈣質是非常重要的，另外也要注意，有些行為可能讓妳在不知不覺中流失鈣質。比方說，**過度攝取醣類和鹽份，會使得鈣質跟著糖和鈉一起隨著尿液排出體外。**此外，酒精跟咖啡因具有利尿作用，容易讓人流失鈣質等必需礦物質。為了更年期和之後的人生，請各位在「補鈣」的同時，也一定要避免「失鈣」。

女性荷爾蒙減少

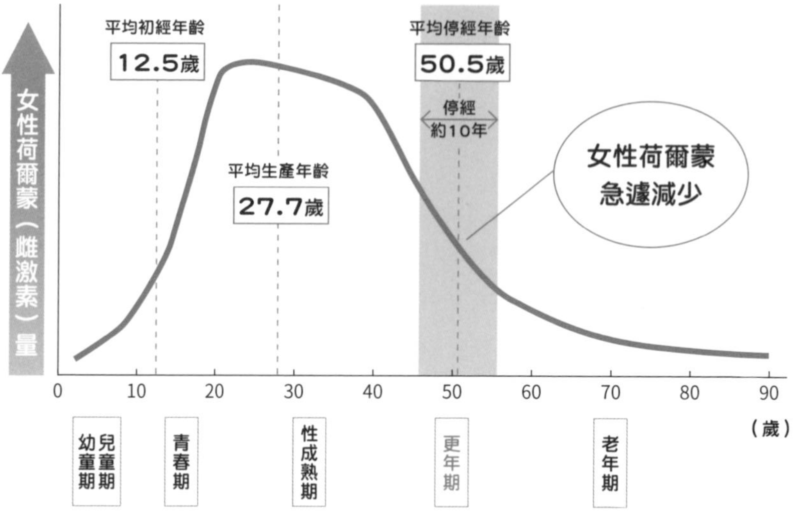

《骨質疏鬆防治指南2015年版》（日）

「吃鈣」有撇步！這樣搭配才保骨！

防止骨化最重要的就是**維持現在的骨質密度**。具體而言該怎麼做呢？**關鍵在於鈣質的攝取，以及和其他營養素的搭配。**要比喻的話，我們的骨骼就像一棟建築物，膠原蛋白（蛋白質＋維他命C＋鐵質）是鋼筋，鈣質則是水泥。鈣質是骨骼的主要材料，要有鎂和維他命D才能讓骨骼更加強壯。

吸收率較佳的含鈣食物有乳製品和小魚，約在30～40％左右，**維他命D可提升鈣質的吸收率，鎂與鈣也是相輔相成，一同食用效果更佳。**建議大家可在豆腐（豆皮或凍豆腐亦可）上塗比薩醬，放上起士、吻仔魚、櫻花蝦後放

這樣解決準沒錯！

維持現有的骨質密度

① 補充鈣質

② 同時攝取鎂和維他命D

③ 適度運動刺激骨骼

入烤箱，做成豆腐比薩。大豆產品含鈣又含鎂，又有豐富的大豆異黃酮，再加上小魚、起士，便成了可以有效攝取必需營養素的「最強料理」。

除了飲食，適度的運動和曬太陽也是很好的保骨方法。**運動可刺激骨細胞分泌激素，促進骨頭的新陳代謝。**建議大家可以從事走路、伸展、踮腳尖等簡易型運動，搭配曬太陽來產生維他命D，一舉兩得！

血液檢查的「參考值」是什麼？在參考值內就是「健康」嗎？

各位應該都看過「血液檢查報告」吧？報告上都有判讀結果的「參考值」，但妳有沒有想過，這些數值究竟是怎麼定出來的？我想，能回答出這個問題的人並不多。一般而言，**是將多數健康正常人（總體）的檢驗值進行統計推斷，其95%的範圍內稱作「參考值」。**

以兩百名健康正常人為例，200×0.95=190人，有十個人掉出參考值。**每個檢驗機關因統計的總體不同，參考值也不一樣。**因此，即便數字在參考值內，也千萬別掉以輕心。如果身體明明出了問題，數字卻在參考值內，那可就麻煩了。**有些醫師將「參考值」視作「健康值」，即便有不適症狀也找不出原因。**第四章要為大家介紹五種「不適姐」各需要哪些健檢內容與方法，還請各位多加參考，並配合健檢結果，進行自我健康管理。

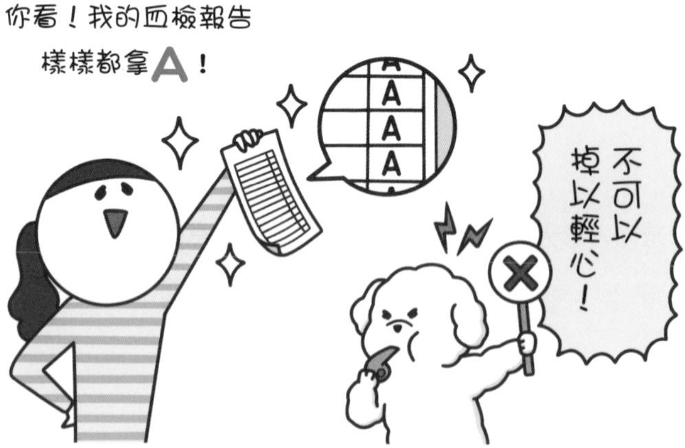
你看！我的血檢報告
樣樣都拿A！
AAA
不可以掉以輕心！

chapter 4

妳有定期做健康檢查嗎？

「只是有點不舒服，應該沒差吧？」
──妳是不是也像這樣，
輕易放過身體的「小病小痛」呢？
小心！這些症狀可能是重大疾病的警訊。
本章要告訴大家五種「不適妲」應特別注意哪些血檢項目，
如何判讀檢驗數值，以及各種健檢和癌症檢查的內容。
想要進行自我健康管理的人，
請千萬不要錯過！

妳有做一般健檢和精密檢查嗎？

各位是否每年都接受一次一般健檢，又或是全身精密檢查呢？日本在全球的「健康檢查普及率（以下簡稱健檢普及率）」可說是相當低，反觀同為先進國家的美國，健檢普及率卻是全球第一。為什麼呢？因為美國的健保制度不像日本這麼完善，醫藥費非常昂貴。我三十年前在美國紐約時，曾因身體不適而到醫院照過胃鏡，當時我支付的費用為八萬日圓。一家保險公司的調查顯示，在美國住院割盲腸得花上一百五十萬到四百四十萬日圓。這也是美國人竭盡所能預防生病的原因。

日本女性的健檢普及率（包含精密檢查）依就業狀況而有所不同。根據日本內閣府於二〇一九年發佈的調查結果，日本女性正職員工的健檢普及率為85.4％，非正職員工為68.9％，其他則只有54.9％。未接受健檢的原因有三：①覺得沒有必要接受健檢，②不敢接受健檢（怕檢查出疾病），③覺得有症狀再就醫即可。日本的保險制度有補助某些特別治療。就連車子都得兩、三年進廠維修一次，檢查引擎、零件有無故障，以防發生車禍。人體也是一樣，身處這個長命百歲的時代，更應該定期檢查身體，確認內臟、血管有無受損。

有些人認為健檢的目的是「發現疾病」，所以覺得接受健檢很有壓力。我則將健檢視作一年一次的「活力檢測」，每年確認自己的健康，感謝上天讓我擁有良好的健檢結果。只要每年定期健康檢查，就算真發現什麼問題，應該也是早期發現。同時減少身體、精神、經濟上的風險，可謂一箭三鵰。

本章要告訴大家健檢的重要性，還有要做哪些健檢內容才能早期發現特定疾病。我們即將進入「自己的身體自己守護」的時代，搞清楚健康檢查的內容，才能活得更加安心！

血液檢查
能看出什麼？

除了檢查疾病，還可預測營養狀態

血液檢查能看出很多東西，想要守護健康，一定要定期接受血液檢查。分析血液成份除了可檢查有無貧血、白血病、生活習慣病，還能檢測病毒量、過敏源，確認肝臟與腎臟等內臟是否健康，掌握全身的營養狀態。

要注意的是，可不能因為血檢數值都不錯就掉以輕心。血液檢查應定期在同樣條件下接受檢測，每年做一次，至少連做三年。不是只看單年數值，而是觀察線形變化，即便數值都在參考值內，也要觀察是否有上下波動，判讀健康狀況。下一頁列出了五種「不適姐」應特別注意的血檢數值，還請各位參考。

一般是用「數值」來判斷受檢者是否有疾病，但要注意的是，還是有「有症狀但數值正常」的情況（請參照102頁）。最近的血液檢查可檢測超過兩千個項目，預測多種疾病。如果妳有特別的症狀，又或是擔心家族遺傳病史，建議可自費追加相關的檢驗項目（※）。

A 頭暈目眩姐 缺乏鐵質型

血檢報告看這裡！

▶108頁

★紅血球量（RBC）
★血紅素檢查（HB）
★平均紅血球容積（MCV）
★白血球量（WBC）
★血清鐵（Fe）
★鐵蛋白（Ferritin）

看診科別

內科

B 精神緊張姐 荷爾蒙失調型

血檢報告看這裡！

▶109頁

★雌激素（雌二醇〔E2〕）
★濾泡刺激素（FSH）
★黃體化激素（LH）
★促甲狀腺素（TSH）

看診科別

婦產科、內科

C 隱隱作痛姐 關節疼痛型

血檢報告看這裡！

▶110頁

★鹼性磷酸酶（ALP）
★骨質特異性鹼性磷酶（BAP）
★5b型抗酒石酸酸性磷酸酶（TRACP-5b）
★骨鈣蛋白（Osteocalcin）
★血清羧化不全骨鈣素（ucOC）
★25-OH維他命D

★骨質密度檢查 ▶111頁

看診科別

骨科

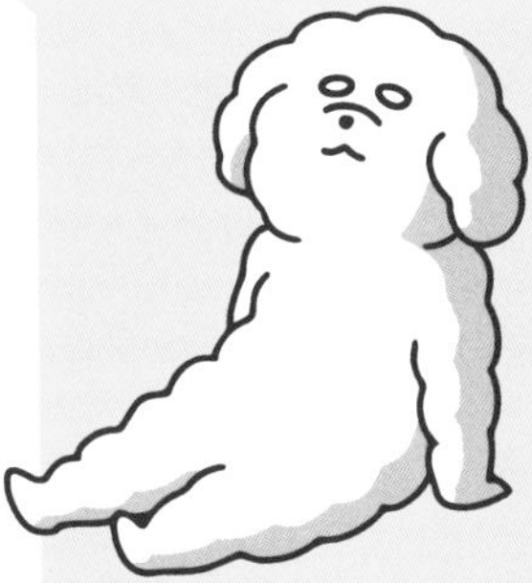

D 豐腴肉肉姐 血糖過低型

血檢報告看這裡！

▶112頁

血糖值（空腹血糖）
★餐間血糖
糖化血紅素（HbA1C）
三酸甘油酯（TG）

看診科別

內科、內分泌科

E 屁聲連連姐 腸胃不適型

血檢報告看這裡！

▶113頁

★幽門桿菌抗體
★胃蛋白酶原1（PG1）
★胃蛋白酶原2（PG2）
★胃蛋白酶原1/2（PG1/2）

看診科別

消化內科

※有些項目健保並未給付。
★為一般健檢未包含、須額外追加的項目。

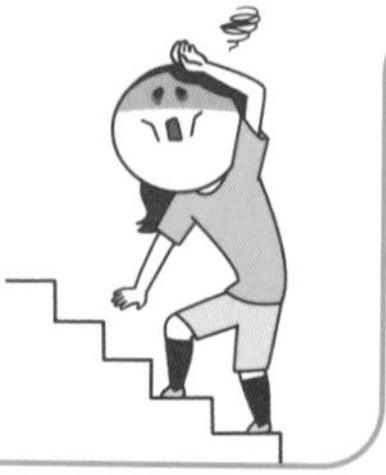

A 頭暈目眩姐 缺乏鐵質型

紅血球量(RBC)

負責運送體內的氧氣，一般健康者的紅血球量為 430 萬～500 萬 /μL，低於這個數字很可能有貧血。

檢查項目		參考值(女性)
紅血球量(RBC)		380萬～500萬/μL
血紅素檢查(HB)		11.5～15g/dL
平均紅血球容積(MCV)		85～102fL
白血球量(WBC)		3300～9000/μL
血清鐵(Fe)		40～180μg/dL
鐵蛋白	★	4.0～87ng/mL

★為追加檢驗項目

血紅素檢查(HB)

貧血的判斷基準。理想數值為 13 ～ 14g/dL。血紅素是紅血球的主要成分，人體的鐵有六到七成都在血紅素中。

平均紅血球容積(MCV)

指紅血球的平均大小，一般約在 90 ～ 95fL 之間。鐵質不足會使紅血球縮小，能運送的氧氣量也會降低。

缺鐵＝貧血！血檢數據能幫助妳掌握身體的即時狀況！

「頭暈目眩姐」的首要之務是確認自己有無貧血。貧血須綜合「紅血球量」、「血紅素檢查」、「平均紅血球容積」、「血清鐵」等數值進行判斷。「平均紅血球容積」數值太低為「缺鐵性貧血」，太高為「大球性貧血」。大球性貧血與維他命B_{12}、葉酸不足有關。過量的酒精會降低葉酸的吸收率，補充營養還請配合禁酒或減酒。若數值都在參考值內卻一直出現貧血症狀，很有可能是「隱性貧血」，建議可自費追加「鐵蛋白檢查」。

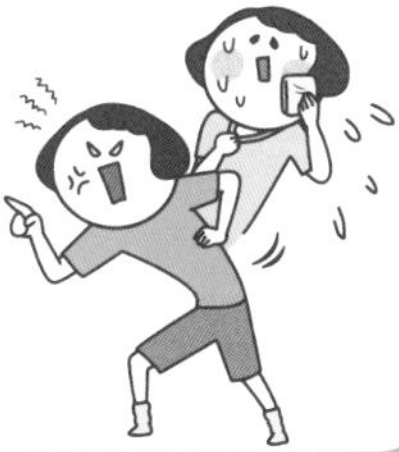

B 精神緊張姐 荷爾蒙失調型

雌激素（雌二醇〔E2〕）
濾泡激素的一種。有月經的女性這個數值會隨著性週期變動，每個人都差很多。

濾泡刺激素
由腦下垂體分泌，可命令卵巢分泌雌激素。停經前分泌量增加。

檢查項目	停經的參考值
雌激素（雌二醇〔E2〕）	10pg/mL以下
濾泡刺激素（FSH）	30mIU/mL以上
黃體化激素（LH）	30mIU/mL以上
促甲狀腺素（TSH）	請翻到116頁

建議可到常去的婦產科看診、接受血液檢查。

身體哪裡不舒服，看荷爾蒙值就知道！

「精神緊張姐」應檢測荷爾蒙值。停經前雌激素的分泌量開始降低，大腦就會分泌濾泡刺激素來命令卵巢分泌雌激素，導致身體的荷爾蒙大亂。在停經這段時期，大腦有時會因為無法負荷身體的變化，導致更年期症狀加重。

此外，雌激素分泌量降低會引發身體燥熱、多汗等症狀，孕激素（Progestogen）分泌量降低則會引發水腫。停經期感到嚴重不適時，可到婦產科接受血液檢查，向醫師諮詢解決辦法。

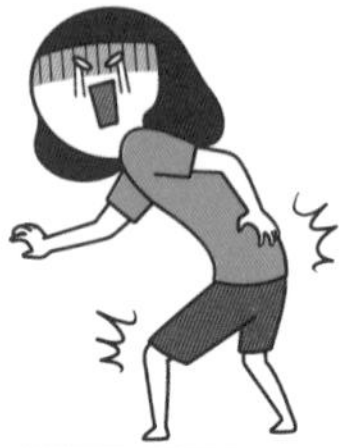

C 隱隱作痛姐 關節疼痛型

檢查項目	參考值
鹼性磷酸酶（ALP）	100～325U/L
骨質特異性鹼性磷酶（BAP）	停經前 3.7～14.5μg/L 停經後 3.8～22.6μg/L
5b型抗酒石酸酸性磷酸酶（TRACP-5b）	（女性）400mU/dL以下
骨鈣蛋白	8.3～32.7ng/ml
血清羧化不全骨鈣素（ucOC）	不超過4.5ng/mL
25-OH維他命D	40～60ng/mL

骨鈣蛋白

由造骨細胞（Osteoblast，又名「成骨細胞」）分泌，可透過血液增加內臟活性，又稱「回春荷爾蒙」。

血清羧化不全骨鈣素（ucOC）

骨骼中維他命K是否充足的指標，可用來確認骨質。超過4.5ng/mL有骨折風險。

25-OH 維他命 D

血液中的維他命 D 濃度。維他命 D 可促進鈣質吸收，未滿 30ng/mL 為不足，未滿 20ng/mL 為缺乏症。

建議做骨骼精密健檢中的血液檢查（日本健保不給付）。

骨骼血液檢查可預測未來「骨況」

更年期如果出現關節痛的症狀，代表骨量有可能已低於平均值。停經後骨量會繼續減少，「隱隱作痛姐」應特別注意骨骼健康。建議可先到相關健檢機構接受簡易型的超音波骨質密度檢查，若測出來的數值較低，再到骨科接受骨骼精密檢查（血液檢查、雙能量X光骨質密度檢查〔DEXA〕）。血液檢查應特別注意骨折風險指標——血清羧化不全骨鈣素（ucOC）。骨質特異性鹼性磷酶（BAP）、鹼性磷酸酶（ALP）則是骨代謝狀態的重要判斷指標，請務必遵從醫師的指示。

當雌激素減少時骨骼會變脆

停經期請接受「骨質密度檢查」

骨骼中有「造骨細胞」和「破骨細胞（Osteoclast）」，這兩種細胞會用一百五十天的時間不斷破壞再造骨骼。比較軟的腳跟、髖關節的海綿骨要三年，比較硬的皮質骨則要十年才能再生。女性停經後，隨著女性荷爾蒙分泌減少，破骨細胞的作用將超越造骨細胞，導致骨骼愈來愈脆弱。各位應於停經期接受「骨質密度檢查」，確定自己的骨質密度。

健檢機構一般是用超音波進行骨質密度檢查，醫院的雙能量X光骨質密度檢查（DEXA）則可準確測出背骨、髖關節的密度數值。

骨質密度檢查結果範例 **75歲女性•雙能量X光骨質密度檢查（DEXA）**

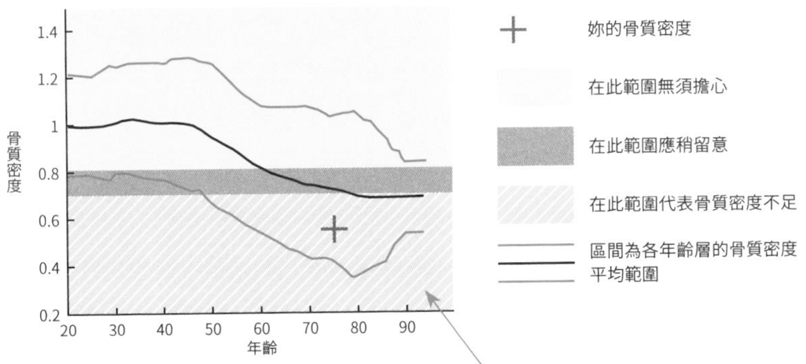

此範圍代表妳的骨質密度低於年輕人的70%，疑為骨質疏鬆症

妳的骨質密度為
0.552g／平方公分

為年輕人骨質密度
55%

為同年齡層骨質密度的
76%

低於年輕人骨質密度的70%，疑為骨質疏鬆症

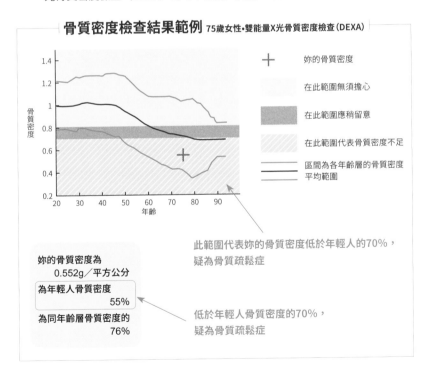

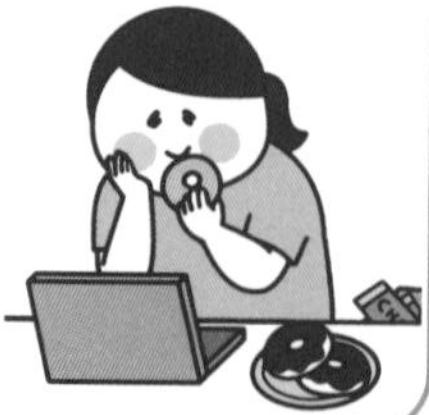

D 豐腴肉肉姐 血糖過低型

檢查項目		參考值
血糖值(空腹血糖)		70～109mg/dL
餐間血糖	★	70mg/dL以下
糖化血紅素(HbA1C)		4.6～6.2%
三酸甘油酯(TG))		50～149mg/dL

★為追加檢驗項目

血糖值(空腹血糖)

超過十小時未進食的血中葡萄糖濃度。未滿 70mg/dL 為低血糖，超過 110mg/dL 為代謝症候群（Metabolic Syndrome）。

餐間血糖

於進食三～四小時後量血糖，確定有無低血糖現象。未達到 70mg/dL 為低血糖。

三酸甘油酯（TG）

皮下脂肪和內臟脂肪的來源。未滿 50mg/dL 代表蛋白質或能量不足，超過 150mg/dL 可能為血脂異常（Dyslipidemia）或代謝症候群。

低血糖不適要看餐後血糖

「豐腴肉肉姐」的不適症狀大多是因餐後血糖急速下降而引發，血液檢查應特別注意「空腹血糖」和「餐間血糖（進食三～四小時後的血糖值）」（※）這兩個項目。了解自己血糖數值，才能改善健康問題。我曾看過空腹血糖從78mg/dL急降到33mg/dL的案例，如果妳懷疑自己的不適源自低血糖，可觀察血糖的波動。此外，為預防糖尿病，醣類攝取過度的人應特別觀察「糖化血紅素」和「三酸甘油酯」的變化，過多的糖會轉換成三酸甘油酯，數值較高的人請務必向醫師諮詢。

※建議大家可購買穿戴式血糖感測器，無須扎針驗血，即可間接測出二十四小時×兩週的血糖值。

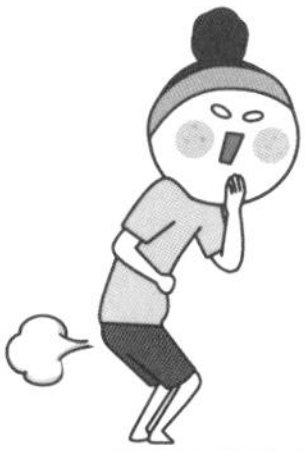

E 屁聲連連姐 腸胃不適型

檢查項目		參考值
幽門桿菌抗體	★	(−)
胃蛋白酶原1(PG1)	★	40～60ng/mL
胃蛋白酶原2(PG2)	★	10ng/mL以下
胃蛋白酶原1/2(PG1/2)	★	3.1以上

★為追加檢驗項目

幽門桿菌抗體

透過血液抗體檢驗確認有無感染幽門桿菌，若有感染應接受除菌治療。

胃蛋白酶原（PG）

「胃蛋白酶原」為胃蛋白酶(Pepsin)的來源，血液中的胃蛋白酶濃度能反映出胃粘膜的萎縮（老化）程度。

消化器官要健康，腸胃應成套管理！

腸與胃是身體的「消化吸收團隊」，「屁聲連連姐」應同時注意腸與胃的健康。血檢中有兩個跟胃有關的重要項目，且兩個都必須自費追加檢驗。一是胃癌的風險因子——「幽門桿菌」，二是胃酸中的蛋白分解酵素前驅物質——胃蛋白酶原。「胃蛋白酶原 I」數值較低的人，胃部會將未消化的食物直接送進腸道，導致腸道環境惡化。同時，「胃蛋白酶原 I」也是「小腸菌叢過度增生（SIBO）」的主要肇因，最近很多人都有這個問題，建議大家都要做這項檢查。

婦科檢查
能看出什麼？

超過四十歲應一年做一次乳癌、子宮癌檢查

妳有做過婦科檢查（乳癌、子宮癌檢查）嗎？日本女性的乳癌檢查普及率只有44.9％，子宮頸癌只有42.4％，在世界各國中實在不高（健檢普及率第一的美國這兩項都超過80％）。事實上，二十～三十九歲的癌症病患有八成為女性，且多為乳癌或子宮頸癌，四十～五十四歲的女性的死因排行第一名為乳癌，第二名為子宮頸癌。因此，女性年輕時就該認識「婦科檢查」。

女性超過四十歲後，體內荷爾蒙會開始產生變化，應每年接受一次婦科檢查。尤其是檢查出慢性貧血、因減肥而月經不順的人，更應追蹤子宮和卵巢的狀態。接受這類檢查應避開經期，已經有症狀的人，經醫師診斷後健保就會給付檢驗費用，事不宜遲，應盡早到醫院看診。有些健檢機構也會提供癌症檢查，這些檢查不是免費就是可以請領補助，請千萬不要錯過如此「大好機會」。

應優先選擇乳房超音波而非乳房攝影

乳腺

★超過四十歲應每年檢查一次
★超音波檢查（乳房超音波）

乳癌是長在乳腺組織上的癌症。日本厚生勞動省建議，超過四十歲的女性每兩年就要接受一次乳癌檢查。乳癌好發於初經過早、停經過遲、沒有生產或哺乳經驗的女性，其他像是停經後肥胖、飲酒、抽煙也是乳癌的風險因子。有10～15%的乳癌患者有乳癌家族病史，如果母親、姐妹、女兒曾得過乳癌，請務必到醫院接受檢查。

請各位參考下圖和網址進行「乳房自我檢查」，若發現乳房有硬塊，又或是乳頭有分泌物，就必須就醫檢查。檢查方法有超音波(乳房超音波)和X光(乳房攝影)兩種。日本患者多屬於乳腺型乳癌，乳房攝影較難發現，建議大家應優先選擇乳房超音波。

每月做一次「乳房自我檢查」

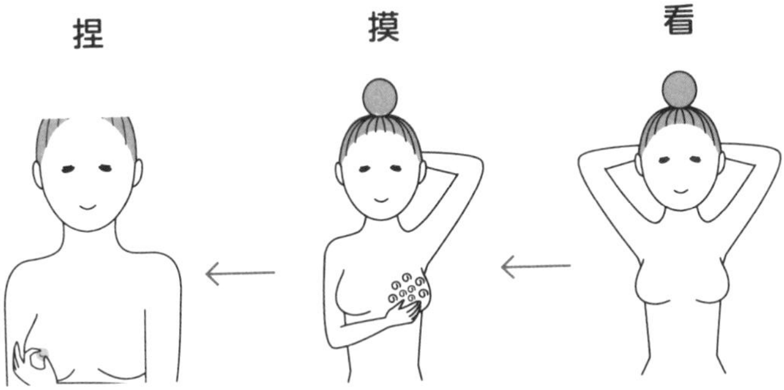

輕捏乳頭根部，確認是否有摻血的分泌物出現。

用四隻手指以畫螺旋的方式輕輕觸摸，檢查有無硬塊

站在鏡前，雙手交叉抱住後腦勺，觀察乳房有無凹陷、凸起、傷口、變色等情形。

J.POSH 乳房自我檢查方法 http://j-posh.com/checkup/mammacheck/howto/

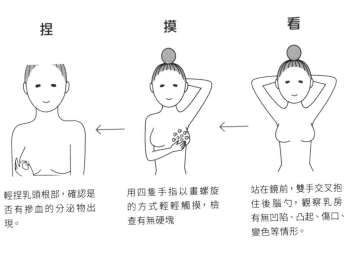

二十歲後應追蹤檢查

子宮

★超過四十歲應每年檢查一次
★超音波檢查、人類乳突病毒（HPV）檢查

子宮癌有兩種，一是長在子宮入口處的子宮頸癌，二是長在子宮內膜的子宮體癌。近來二十～三十歲年輕女孩罹患子宮頸癌的案例急速增加，根據日本厚生勞動省的建議，女性超過二十歲後應每兩年做一次子宮頸癌檢查。

比較常見的子宮頸癌檢查，是到醫院問診加內診、採集子宮頸細胞。有些醫院還提供配套的超音波或人類乳突病毒（HPV）檢查，供民眾自費選擇。超音波檢查有經腹部和經陰道兩種，不知道要選擇哪一種請向醫師諮詢。除了子宮癌，超音波檢查還可檢查出女性特有的卵巢癌、卵巢囊腫、子宮肌瘤等問題，還是檢查一下比較安心。若有不正常出血，請務必到醫院接受檢查。

※人類乳突病毒（HPV）是導致子宮頸癌的原因。

四、五十歲後應接受檢查

甲狀腺

★停經期應檢查一次（若沒有荷爾蒙異常或頸部腫大的問題，就不用每年檢查）
★超音波檢查

甲狀腺負責分泌促進新陳代謝的甲狀腺激素。甲狀腺疾病好發於四、五十歲的女性，症狀有水腫、倦怠、食量減少卻變胖……等，因症狀跟更年期差不多，所以經常遭到混淆。為謹慎起見，建議各位即便沒有症狀，也應在停經前做一次甲狀腺檢查。甲狀腺功能可用自費的方式抽血檢查，有症狀的人建議加做超音波檢查。

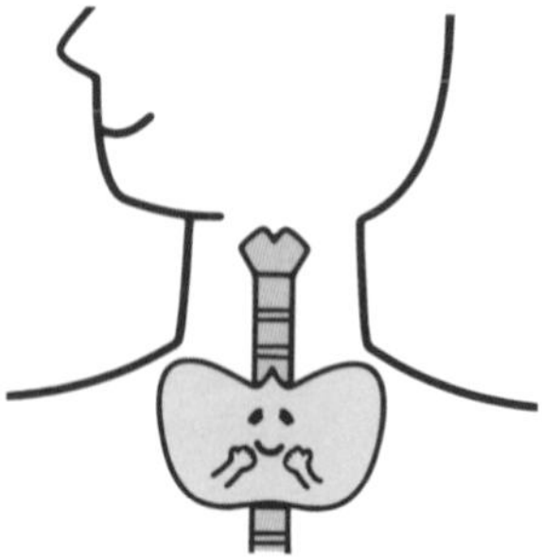

四十五歲後身體將產生劇變！

停經後
應接受這些檢查

女性在還有月經時，深受女性荷爾蒙所帶來的各種恩惠，
停經（平均年齡五十二歲）後可就沒有女性荷爾蒙的保護了。
那麼，停經後應接受哪些檢查呢？

- ☐ 頸動脈超音波檢查
（確認有無動脈硬化）
- ☐ 眼科・眼部精密檢查
（確認有無白內障、青光眼）
- ☐ 牙科
（確認有無牙周病）
- ☐ 骨質密度檢查
▶111頁

前面我們提到，停經後骨骼會愈來愈脆弱，應小心骨質疏鬆症（56頁）。這裡要提醒大家，停經後還得小心血管問題。膽固醇為女性荷爾蒙的材料，女性荷爾蒙分泌量降低後，膽固醇無處可用，經氧化後會形成斑塊（Plaque）或血栓，導致血管硬化，提高動脈硬化和心臟疾病的風險。因此，我們應每年確認一次血管是否健康。

眼睛方面，超過四十歲以後，平均每二十人中就有一人罹患青光眼（嚴重者甚至失明），也要小心水晶體氧化形成白內障。為謹慎起見，應至少接受一次眼部精密檢查。

牙周病的細菌會透過血管入侵全身，對身體有不良影響。牙齦會隨著年齡增長而萎縮，形成牙周病或牙菌斑。我們應每三個月到專看牙周病的診所看診一次，確認牙齒咬合和磨損的狀況。

癌症

早期發現早期治療

善用健檢機構，一年檢查一次

日本每兩人中就有一人罹癌，每三人中就有一人死於癌症。癌症自一九八一年登上日本人死亡原因之首後，罹患人數、死亡人數每年都在增加，日本儼然已成為「癌症大國」。其他先進國家的癌逝人數正在減少，日本卻因為高齡化而增加。放眼世界，日本女性算是相當長壽，為了一輩子的健康，我們應小心防治癌症，即便不幸罹癌，也要早期發現早期治療。

癌症（惡性腫瘤）是男女老少的死因之首（癌症排名請參考119頁）。女性死亡率最高的癌症為大腸癌，為什麼呢？因為現代人飲食習慣趨於歐美化，蔬菜攝取不足，導致腸道環境惡化。年齡愈大罹癌率愈高，超過四十歲應每年做一次癌症檢查，盡早改善飲食習慣，減少罹癌的風險因子。

女性特有的乳癌死亡率位居第五。事實上，四十~五十四歲的女性癌逝病患中，有高達四、五成是死於乳癌或是子宮頸癌、卵巢癌這類女性器官癌症。建議各

台灣人的常見死因

第一名 惡性腫瘤
第二名 心臟疾病
第三名 肺炎
第四名 腦血管疾病
第五名 糖尿病

資料來源：台灣衛福部〈二〇二〇年統計〉

日本人的常見死因

第一名 惡性腫瘤
第二名 心臟疾病（高血壓除外）
第三名 壽終正寢
第四名 腦血管疾病
第五名 肺炎

資料來源：日本厚生勞動省〈二〇一九年人口普查〉

各部位癌症之死亡率（女性）

第一名 大腸癌
第二名 肺癌
第三名 胰臟癌
第四名 胃癌
第五名 乳癌

位可在健康檢查中加入婦科項目，又或是定期接受健檢機構的乳癌和子宮頸癌檢查，若有什麼問題才能早期發現。

接受健康檢查時，應加入胃鏡和大腸鏡這兩個項目。如果血檢報告顯示有貧血，但沒有婦科方面的疾病，有可能是大腸瘜肉或腫瘤出血所造成，建議還是照一下大腸鏡比較安心。胃部方面則應接受血檢，檢查有無幽門桿菌抗體。幽門桿菌有可能形成胃癌，若驗出陽性，就必須接受胃鏡檢查。

癌症在初期階段很難透過血液檢查發現，必須經過內視鏡或超音波、斷層掃描（CT）、核磁共振（MR）等顯像檢查，若疑為癌症，才會採集細胞進行診斷。年齡愈大罹癌風險愈高，定期檢查才能發揮最強的防守效果。千萬不要過於自信，覺得自己永遠健康。我們應將健檢視作「進廠維修」，定期檢查，才能早期發現，早期治療。

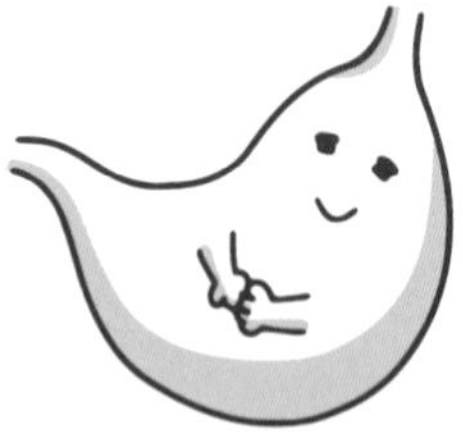

胃

應檢查幽門桿菌抗體和胃蛋白酶原

為早期發現胃癌，應在健檢時加入幽門桿菌抗體和胃蛋白酶原這兩個項目。幽門桿菌已被歸為致癌因子，檢查胃蛋白酶原可看出胃的萎縮(老化)程度，判讀胃癌風險。有胃癌家族病史的人更要特別注意，超過四十歲後應每年照一次胃鏡。

照胃鏡的優點在於可詳細檢查胃粘膜層，且鏡頭會通過咽頭和食道，可確認消化管的整體狀態。在可選擇的情況下，應選擇胃鏡，而非上腸胃道攝影檢查。

下述狀況應接受胃部檢查

★有胃部自覺症狀（燒心感、消化不良等）

★貧血

★有胃癌家族病史

★年齡超過四十歲

肺

肺癌難以透過血液檢查發現！女性荷爾蒙過多者屬於高風險

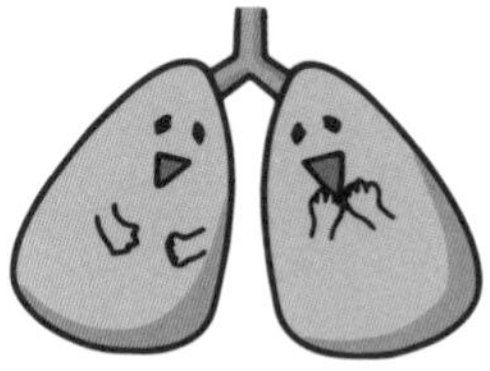

肺癌為日本死亡率最高的癌症。血液檢查較難發現肺部異常，若有久咳不癒、血痰等症狀，又或是健檢肺部X光發現異常，請務必接受肺部斷層掃描等精密檢查。超過五十歲又有吸煙史(包括已戒菸者)的人屬於肺癌高風險群，應多做一項「痰液檢查」。除了吸煙史，雌激素(女性荷爾蒙)過量也會引發肺癌風險。在接受荷爾蒙治療的人，若有疑慮可直接向醫師諮詢。

下述狀況應接受肺部檢查

★有肺部自覺症狀（久咳不癒、血痰等）

★肺部X光發現異常

★有吸煙史

★年齡超過五十歲，有嗆到誤食的經驗

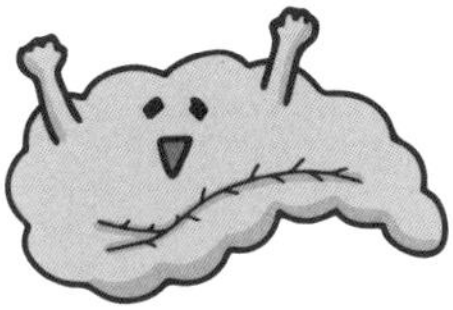

胰臟

胰臟癌難以早期發現！應定期做腹部超音波檢查

胰臟癌因症狀較不明顯難以早期發現，應定期接受腹部超音波或腹部斷層掃描檢查。接受一般健檢時，可特別注意血液檢查中的「澱粉酶(Amylase)」和「脂酶(Lipase)」這兩個項目，若有數值上升的跡象，通常醫生就會建議接受上述檢查。胰臟的工作是分泌胰島素，胰島素能幫助身體於攝取醣類後降低血糖。「豐腴肉肉姐」因攝取大量醣類，胰臟的負擔較為沈重，所以應特別注意胰臟健康。此外，曾罹患胰臟炎、有抽煙喝酒習慣的人，也屬於胰臟癌的風險族群。

下述狀況應接受胰臟檢查

★肥胖
★有抽菸喝酒的習慣
★曾罹患胰臟炎
★多醣飲食
★糖尿病

大腸

內視鏡（大腸鏡）可檢查有無瘜肉或出血

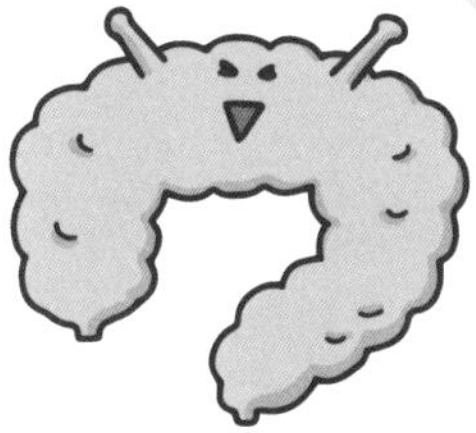

絕大部份的大腸疾病都沒有自覺症狀。有大腸癌家族病史、有慢性便秘或腹瀉等症狀的人，為能早期發現早期治療，應定期接受大腸癌檢查。如果沒有婦科疾病，每年血液檢查的血紅素數值卻都偏低，有可能就是大腸瘜肉出血。大腸癌檢查有「糞便潛血檢查」和「大腸鏡檢查」。若於前者驗出潛血反映，就必須接受大腸鏡檢查。瘜肉變大容易發展成惡性腫瘤，建議大家還是要定期檢查追蹤。

下述狀況應接受大腸檢查

★血便
★貧血
★反覆便祕或腹瀉
★有大腸癌家族病史
★年齡超過四十歲

結語

我之所以寫這本書，是為了幫助「人生新階段發生巨大變化」的女性。

記得二十五年前，那時人們還不像現在那麼注重養生，我因為工作太忙而搞壞了身體健康。而不斷找藉口不去看醫生，一拖再拖導致情況惡化的不是別人，就是我自己。於是我開始思考：「要怎麼做才能健康沒病不臥床？」

那段時間我深切的體驗到，「身體不舒服」真的很浪費時間。在學習「維持健康」的過程中，很多女性來找我諮詢商量，這讓我發現，女性的不適症狀大致上可分為五種類型，只要掌握身體發出的「信號」，就可以提早防範身心變化。比起雜亂無章的保健資訊，依照類型來「對症下藥」才是常保健康的捷徑。

追求健康的首要之務是「了解自己」，就像幫自己算命……釐清自己的不適類型，抓住自我藥療的契機——這也是本書的使命。

回首過往，我從十幾歲就開始「渾身不爽快」。那時我是「豐腴肉肉姐＋精神緊張姐」，又適逢叛逆期，身體不適加上性格惡劣，每天都過著暴走失控的日子。

我二、三十歲時，日本剛好處於泡沫經濟時期，每天忙於工作的我成了一名「頭暈目眩姐」，直到遇見了分子整合營養學，才開始擺脫不適症狀。這些症狀我長年在不規律生活中日積月累而成，要完全康復可說是難上加難。我唯一能倚仗的，就是人類的自癒力和營養的可能性。在那之後過了二十五年，我也活蹦亂跳地活到了六十歲。

賈伯斯（Steve Jobs）說的一段話一直長存我心——

「我曾叱詫商界，站在無人之巔。

（中略）這才發現自己還有一本書沒有讀完，書名叫《健康人生》」

本書是基於我的恩師——金子雅俊老師教導我的「分子整合營養學」所寫成，「用知識守護重要的人」是本書的中心理念。

早在三十六年前，金子老師就開始提倡「KYB（Know Your Body）——了解你的身體」這個理念。現在這句話的時代終於來臨了，金子老師卻於二〇二〇年五月五日仙逝，在此，謹將本書獻給我的恩師。

分子整合營養學認為，身體是由分子（營養）所組成，絕大部份的疾病都是由細胞裡的分子紊亂引起，每個人的狀況都不一樣。學成後，我與醫師一同輔導病人，一路上幫助了許多人，有人從不孕到自然受孕，有人重考上醫學院，有人瘦身成功，有人如願提升自我表現，有人順利改善更年期不適……。每當客戶搖身一變，健康有力地站在我的面前，我都能感受到他們身上所散發出的「超強治癒力」。人體和營養的關係日復一日不斷進化，希望這本書能幫助妳守護自身與家人的健康。

最後，我要特別感謝協助監修本書的金子俊之醫師、吉田京子醫師，謝謝你們！

佐藤智春

健康檢查注意事項

＊有些健檢機構或保險內容有提供健康檢查或癌症檢查，但內容和費用都不盡相同，有些免費，有些可請領補助，有些有年齡或人數限制，詳情請向健檢機構或保險公司諮詢。

＊每個醫療機關的健檢費用、追加項目費用都不一樣，檢查前請先確認金額。

＊若有正在治療的疾病，經醫師判斷有必要接受檢查，有些項目健保就會給付。

＊孕婦不宜接受某些檢查項目和檢查方法，應特別注意。

＊有些醫療機關的檢查日期時間是固定的，請於事前確認預約。

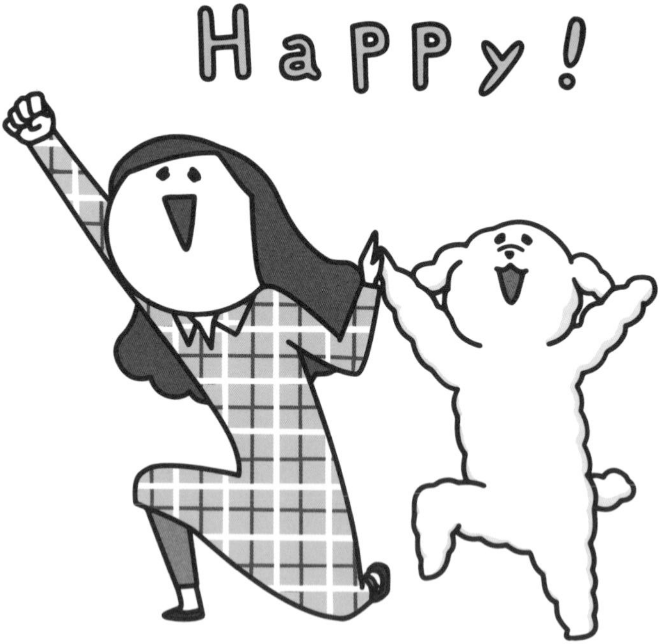
Happy!

主要參考文獻資料

- 《簡單易懂！低胰島素減肥法完全攻略手冊》永田孝行（朝日新聞社）
- 七定版　食品成份表二〇一七》香川明夫（女子營養大學出版部）
- e- 健康網（日本厚生勞動省）
- 食品成份資料庫（日本文部科學省）
- 〈日本人的飲食攝取基準（二〇二〇年版）〉（日本厚生勞動省）
- 〈平成三十年（二〇一八年）國民健康營養調查〉（日本厚生勞動省）
- 〈二〇一九年人口普查〉（日本厚生勞動省）
- 〈小腸菌叢過度增生（SIBO）的飲食療法與營養指南〉（醫療法人社團——同心會）
- 〈男女健康意識調查報告〉（樂天調查）

國家圖書館出版品預行編目 (CIP) 資料

妳的各種不適，都源自營養不良 / 佐藤智春作；劉愛夌翻譯 . --
第一版 . -- 新北市：文經出版社有限公司，2021.11
面； 公分 . -- (Health；27)
譯自：その不調、栄養不足が原因です：あなたはどのタイプ?
ISBN 978-957-663-804-6(平裝)

1. 營養 2. 健康飲食 3. 婦女健康
411.3 110016373

文經社

Health 0027

妳的各種不適，都源自營養不良

作　　者 佐藤智春
監　　修 金子俊之、吉田京子
翻　　譯 劉愛夌
責任編輯 許嘉玲
校　　對 許嘉玲
美術設計 游萬國
封面設計 賴偉盛

出 版 社 文經出版社有限公司
地　　址 241 新北市三重區光復路一段 61 巷 27 號 8 樓之 3
（鴻運大樓）
電　　話 (02)2278-3158、(02)2278-3338
傳　　真 (02)2278-3168
E－mail cosmax27@ms76.hinet.net

印　　刷 永光彩色印刷股份有限公司
法律顧問 鄭玉燦律師

發 行 日 2021 年 11 月　第一版　第一刷
定　　價 新台幣 300 元